Vivendo Sem Glúten

PARA

LEIGOS®

Edição de Bolso

Vivendo Sem Glúten PARA LEIGOS®

Edição de Bolso

por Danna Korn

Prefácio de Alessio Fasano, M.D.

ALTA BOOKS
EDITORA
Rio de Janeiro, 2014

Erratas: No site da editora relatamos, com a devida correção, qualquer erro encontrado em nossos livros. Procure pelo título do livro.

Impresso no Brasil — 1ª Edição, 2014

Produção Editorial
Editora Alta Books

Gerência Editorial
Anderson Vieira

Supervisão e Qualidade Editorial
Angel Cabeza
Sérgio de Souza

Design Editorial
Aurélio Corrêa

Captação e Contratação de Obras
Cristiane Santos
J. A. Rugeri
Marco Pace
autoria@altabooks.com.br

Vendas Atacado e Varejo
Daniele Fonseca
Viviane Paiva
comercial@altabooks.com.br

Marketing e Promoção
Hannah Carriello
marketing@altabooks.com.br

Ouvidoria
ouvidoria@altabooks.com.br

Equipe Editorial
Auleriano Messias
Claudia Braga
Eduarda Girard
Letícia Vitoria de Souza
Livia Brazil
Marcelo Vieira
Mayara Coelho
Milena Lepsch
Milena Souza
Natália Gonçalves
Raquel Ferreira
Rodrigo Araujo
Thiê Alves

Revisores
Wandy Campos

Diagramação
Joyce Matos

Dados Internacionais de Catalogação na Publicação (CIP)

K84v Korn, Danna.
Vivendo sem glúten para leigos, edição de bolso / por Danna Korn ; prefácio de Alessio Fasano. – Rio de Janeiro, RJ : Alta Books, 2014.
256 p. : il. ; 17 cm – (Para leigos)

Tradução de: Living gluten-free for dummies.
ISBN 978-85-7608-875-2

1. Dieta sem glúten. 2. Dieta sem glúten - Receitas. I. Fasano, Alessio. II. Título. III. Série.

CDU 641.56
CDD 641.3

Índice para catálogo sistemático:
1. Dieta sem glúten 641.56

(Bibliotecária responsável: Sabrina Leal Araujo – CRB 10/1507)

ALTA BOOKS EDITORA

Rua Viúva Cláudio, 291 — Bairro Industrial do Jacaré
CEP: 20970-031 — Rio de Janeiro
Tels.: 21 3278-8069/8419 Fax: 21 3277-1253
www.altabooks.com.br — e-mail: altabooks@altabooks.com.br
www.facebook.com/altabooks — www.twitter.com/alta_books

Dedicatória

Este livro é dedicado às pessoas que pacientemente apoiaram meus às vezes fervorosos e normalmente exagerados esforços como Caçadora de Glúten, defendendo um estilo de vida sem glúten pelo mundo afora. Acima de tudo, é dedicado à minha família e aos meus amigos que me deram coragem, inspiração e energia. O apoio de vocês significa muito mais para mim do que vocês jamais poderiam imaginar, e eu não teria conseguido escrever uma única palavra se não fosse por vocês. E para os que forem abraçar ou estão planejando abraçar um estilo de vida sem glúten, espero que eu possa fazer uma diferença, mesmo que pequena, em suas vidas, inspirando-os a amarem o estilo de vida sem glúten.

Agradecimentos da Autora

Agradeço, profundamente, à esforçada equipe da Wiley Publishing.

Gostaria de agradecer Emily Nolan por testar todas as receitas e por seus comentários cuidadosos e e cheios de humor quando os pratos que eu tinha inventado resultavam em verdadeiros fracassos (não se preocupe, nós os corrigimos!). E obrigada a Patty Santelli pelas análises nutricionais das receitas.

Sou extremamente grata às minhas amigas e colegas, Michelle Pietzak, M.D. e Cynthia Kupper, R.D., pelas cuidadosas revisões técnicas do livro. Ambas vão muito além da "simples obrigação" ao ajudar todas as comunidades que não consomem glúten todos os dias.

Agradeço bastante ao meu amigo e herói Alessio Fasano, M.D., um dos mais importantes médicos no mundo dos celíacos. Sinto-me honrada por você ter escrito o prefácio deste livro, e sou grata pelo seu fenomenal trabalho no mundo dos celíacos.

À toda a comunidade de pessoas que não consomem glúten, obrigada pelo seu encorajamento sempre firme. Vocês me motivam a agir com paixão.

E por último, mas não menos importante, sou incrivelmente grata à minha família e aos meus amigos. Depois que terminei o livro anterior a este, havia pedido que colocassem furtivamente cianeto no meu café se eu pensasse em escrever outro. Obrigada por não terem feito isso. Falando sério, sem a sua paciência, estímulo, apoio, otimismo, amor e inspiração, eu não teria conseguido escrever nenhuma palavra.

Sumário

Parte IV: Vivendo – e Amando – o Estilo de Vida Sem Glúten o Tempo Todo 195

Sumário de Receitas

Café da manhã

Entradas

Sopas, Saladas e Acompanhamentos

Pratos Principais

Pizzas, Massas e Pães

Sobremesas

Prefácio

A doença celíaca é uma doença autoimune caracterizada por danos à mucosa do intestino delgado, provocados por frações de gliadina e glutenina presentes no glúten do trigo e proteínas similares da cevada e do centeio em indivíduos geneticamente predispostos. O consumo de glúten por estes indivíduos causa danos no intestino provocados pelo próprio organismo, e a eliminação do glúten da dieta permite a plena recuperação da mucosa.

As manifestações clínicas da doença celíaca são de naturezas diversas e variam de forma notável dependendo da idade do paciente, da duração e extensão da doença e da presença de patologias fora do intestino. Além da forma clássica gastrointestinal, várias outras manifestações clínicas da doença foram descritas, incluindo formas atípicas e assintomáticas.

Embora a doença celíaca tenha sido considerada uma condição pediátrica no passado, na atualidade sabemos que a doença pode se manifestar clinicamente depois de anos de danos silenciosos ao intestino resultantes da exposição ao glúten. Sendo assim, o diagnóstico da doença celíaca pode ser bastante difícil e, nos dias de hoje, depende de um procedimento sensível e específico que permite identificar diferentes formas de manifestação da doença. Testes sorológicos desenvolvidos na última década oferecem uma ferramenta não invasiva para examinar tanto os indivíduos que correm risco de ter a doença quanto a população em geral. No entanto, o padrão atual mais importante para o diagnóstico da doença celíaca baseia-se na confirmação histológica dos danos ao intestino em indivíduos sorologicamente positivos.

A base para o tratamento de pacientes com doença celíaca é a dieta em que produtos alimentícios contendo glúten são evitados, para o resto da vida. Embora, a princípio, o tratamento pareça simples e direto, assumir uma dieta livre de glúten não é uma tarefa fácil. Há coisas na vida que fazemos de modo automático, sem prestar muita atenção. Quantas vezes dirigimos do trabalho para casa pensando em alguma outra coisa e nos vemos na porta da garagem sem lembrar como chegamos até ali? Com que frequência não fazemos tarefas rotineiras como amarrar os cadarços dos sapatos, escovar os dentes ou ouvir os sons da natureza, e mesmo assim, não retemos nenhuma lembrança distinta destes fatos? Para a grande maioria dos seres humanos, comer é outra destas atividades automáticas, entretanto, para as pessoas afetadas pela doença celíaca, comer é uma tarefa que consome grande parte do de suas rotinas diárias. Uma quantidade razoável de energia mental, física e social é dedicada àquilo que deveria ser uma das atividades mais naturais e agradáveis para as pessoas. Nos Estados Unidos, esta tarefa foi agravada no passado por causa da falta de alternativas para os alimentos que contém glúten. Tudo isso representa uma responsabilidade monumental, em especial para as pessoas que precisam satisfazer os gostos de uma criança celíaca. Para complicar mais ainda a história, o estilo de vida "corrido", típico de nossa sociedade, incluindo nossos hábitos alimentares (ou seja, de fast-food), não pode ser aplicado na cozinha dos celíacos.

Com este livro, Danna compartilha as suas experiências pessoais como mãe de uma criança celíaca, com sua prévia experiência em lidar com os aspectos emocionais, sociais, pessoais e práticos da doença. Seu entusiasmo em ensinar como conviver com a doença celíaca de forma normal e alegre faz com que ela seja a melhor "entusiasta" dentro da comunidade dos celíacos.

A doença celíaca deixou de ser uma enfermidade rara e atualmente atinge um grande número de pessoas. Estamos presenciando um crescimento exponencial na quantidade de pessoas diagnosticadas com doença celíaca. Dada a complexidade da doença e da dieta apropriada para lidar com ela, nós também estamos presenciando uma confusão em relação ao que consiste numa dieta sem glúten. Embora a literatura profissional sobre este assunto seja abundante, não há orientações acessíveis, simples e "práticas" adequadas a todos. O livro de Danna representa um veículo incrível para explicar como lidar com a doença celíaca de modo simples e prático, com um sorriso no rosto. O livro é direto, de fácil leitura e repleto de informações para aqueles que acabaram de ser diagnosticados, bem como para os pacientes com mais experiência.

Alessio Fasano, M.D.
Professor de Pediatria, Medicina e Fisiologia
Diretor, Centro de Pesquisa Biológica da Mucosa
Escola de Medicina da Universidade de Maryland

Introdução

Não muito tempo atrás, o estilo de vida sem glúten era reservado a um grupo obscuro de pessoas forçadas a se contentarem com protótipos de comidas que pareciam serragem, mas não tinham um sabor tão bom.

Hoje em dia, o estilo de vida sem glúten está se espalhando pelo mundo com a força de um tsunami e os desdobramentos disso são enormes. Produtos sem glúten estão por toda parte (e estão muito distantes das comidas que costumávamos ter de engolir), os rótulos estão bem menos ambíguos e as pessoas não lhe olham mais como se você tivesse quatro cabeças ao pedir um hambúrguer sem o pão.

Viver sem glúten não é uma questão de fazer dieta. Tem a ver com um estilo de vida. Não importa se você não consome glúten há décadas ou se está apenas considerando a ideia de abrir mão do glúten, este livro está cheio de informações que podem mudar vários aspectos de sua vida, desde o óbvio – sua saúde e o modo como você faz compras, cozinha e come – até aspectos mais sutis, como financeiros, sociais e na forma de lidar com amigos e familiares, e de administrar os vários altos e baixos do lado emocional.

Sobre este Livro

Vivendo sem Glúten Para Leigos — Edição de Bolso é uma versão reduzida da obra Vivendo sem Glúten Para Leigos, e como todos os livros da série Para Leigos, está dividido de modo que você não precisa lê-lo de um fôlego só, nem do início para o final, se não quiser. Você pode pular de B para R e voltar para A, ou até mesmo reler B, se quiser. Poderá lê-lo deitado ou de cabeça para baixo se preferir; tudo o que você precisa fazer é encontrar um tópico que lhe interesse e devorá-lo (isso que é liberdade, não?).

Sugiro que dê uma olhadinha no Sumário e veja se algum capítulo ou assunto em particular realmente desperta o seu interesse, e comece por ali. Ou folheie o livro e veja se algum dos títulos chama a sua atenção.

Se você é novo no estilo de vida sem glúten e tem uma infinidade de perguntas, provavelmente será melhor começar pelo Capítulo 1 e continuar lendo a maior parte do livro na sequência.

Se não consome glúten há vários anos, faça um favor a si mesmo e dê uma olhada no Capítulo 4. Você poderá se surpreender com alguns alimentos que são permitidos na dieta sem glúten e que costumavam ser considerados proibidos. Poderá descobrir que este capítulo abre muitas portas que você pensava estarem fechadas!

Convenções Usadas neste Livro

Para manter as coisas consistentes e fáceis de serem seguidas, aqui estão algumas regras básicas e convenções usadas neste livro:

- Eu invento palavras, mas é fácil descobrir o que elas querem dizer. Por exemplo, glutenizado significa um produto que foi contaminado com glúten. *Glutenoso* significa que um produto contém glúten. *Glutenívoro* é alguém que consome glúten. *Caçador de Glúten* é alguém que combate os males do glúten e assim por diante. É divertido! Antes que perceba, aposto que estará inventando seus próprios *glutenologismos*.
- Todos os endereços da web aparecem em `courrier new`, desta forma.
- Quando este livro foi impresso, pode ser que alguns endereços da web tiveram de ser divididos em mais de uma linha de texto. Se isso aconteceu, pode ter certeza de que não acrescentei nenhum caractere extra (como hifens) para indicar a quebra. Portanto, ao usar um destes endereços, basta digitar do mesmo modo que aparecem no livro, como se a quebra de linha não existisse.
- Sinta-se à vontade para mudar as receitas. Caso não possua um ingrediente que uma receita pede, não se preocupe – basta substituir. Você poderá descobrir que a sua troca resultará em uma melhoria incrível. E não se preocupe se não quiser medir. Eu mesmo usei estimativas sobre as medidas, porque nem tenho certeza se tenho colheres e xícaras para medidas!

- Se quiser uma receita vegetariana, basta procurar pelos ícones de tomates.

Aqui estão algumas das convenções para os ingredientes propriamente ditos:

- Se um ingrediente aparece em alguma receita, eu parto do princípio de que ele não tem glúten. Por exemplo, não especifico "baunilha sem glúten" porque nenhuma baunilha contém glúten. E molho de soja, em geral, contém glúten, entretanto quando a receita pedir molho de soja, presumo que você usará uma versão sem glúten.
- Preparar coisas ao forno com farinhas sem glúten traz melhores resultados se você usar uma mistura de farinhas. O Capítulo 9 mostra como misturar farinhas sem glúten para obter os melhores resultados. Substitutos do leite podem ser usados no lugar de leite na maioria das receitas.
- Os ovos são grandes.
- Manteiga e margarina podem ser trocadas uma pela outra.
- Todas as temperaturas estão em Celsius.

Penso que...

Você gastou o seu dinheirinho suado neste livro, e isto significa que quer aprender mais a respeito da vida sem glúten ou que você é meu parente. Como os membros da minha família já escutaram muito mais sobre estas coisas do que qualquer outro ser humano devesse ser obrigado a suportar, escrevi este livro tendo você em mente – e tomei a liberdade de presumir algumas coisas a seu respeito. Uma ou mais das considerações a seguir devem se encaixar no seu perfil:

- Você está considerando viver sem glúten e usará este livro para determinar se deve ou não se aventurar.
- Você ama alguém que vive sem glúten, e é tão legal a ponto de querer aprender mais sobre este estilo de vida para que possa ser capaz de dar o apoio necessário.

- Você é novo na dieta e está em busca de um "manual" prático que o ensine como viver sem glúten.
- Você não consome glúten há anos e quer saber das últimas e grandes novidades em orientações para a dieta, e o que há de mais avançado em termos de pesquisa.
- Você é um profissional que tem clientes, consumidores ou pacientes que não comem glúten, e quer aprender mais sobre este estilo de vida e as condições médicas que se beneficiam dele.

Ao mesmo tempo, você pode imaginar algumas coisas sobre mim e sobre o que direi neste livro:

- Em geral, sei sobre o que estou falando. Eu *vivo* um estilo de vida sem glúten e estou mergulhada nele desde 1991. Vale a pena conhecer a minha experiência porque algumas pessoas que escrevem sobre a vida sem glúten não vivem sem glúten. Eu garanto a você que não fui levada a escrever este livro porque estava entediada ou em busca de um projeto: realmente vivo – e amo – o estilo de vida sem glúten).
- Até onde sei, as informações neste livro estão corretas. Este livro foi revisado por duas especialistas que são profundas conhecedoras em suas áreas. A doutora Michelle Pietzak é especialista em doença celíaca e revisou este livro para que trouxesse informações médicas precisas. Cynthia Kupper, R.D., é especialista em dietas e diretora executiva do *Gluten Intolerance Group* (Grupo de Intolerância ao Glúten) e revisou o livro para garantir que estivesse de acordo com a dieta e o estilo de vida adequados.
- Este livro não tem a intenção de oferecer conselhos médicos, portanto, você não tem o direito de me processar em relação a nada. Por favor, consulte o seu médico para mais informações se achar necessário; ele é sem validade nos locais em que for proibido; todos os direitos reservados; bom enquanto durara oferta; somente enquanto durar o estoque; até que a morte nos separe; e todas as demais isenções legais até agora. Pronto. Minhas costas estão cobertas!l

Ícones Usados neste Livro

Algumas pessoas são mais visuais do que outras. É por isso que os ícones são legais. Este livro utiliza vários deles e cada um tem pequenas doses de informações associadas. A seguir, o significado de cada ícone:

Designados de forma inteligente como Dicas, elas são, bem, *dicas* que o ajudarão a viver (e a amar!) o estilo de vida sem glúten. Elas incluem informações que o auxiliarão a economizar tempo ou a acabar com a frustração.

Todos podem fazer uso de pequenos lembretes. O ícone Lembre-se é uma maneira rápida e fácil de identificar alguns dos pontos mais importantes que você pode querer tomar nota ao longo deste livro.

Textos destacados com o ícone de Cuidado podem mantê-lo longe de problemas.

Às vezes, eu realmente entro em assuntos cabeludos, técnicos e científicos. Alguns de vocês vão amar; outros vão morrer de tédio. É por isso que coloquei estes dados em uma área própria, assinalada com o ícone de Papo de Especialista para que você possa deixá-los de lado (se quiser), sem perder o fio da meada em relação ao que está sendo exposto naquele capítulo ou tópico.

De Lá para Cá, Daqui para Lá

O que sugiro que você faça a partir de agora é acomodar-se na sua poltrona mais confortável e mergulhar de cabeça neste livro. Se achar que o tópico pelo qual começou está entediante (ora!) ou por alguma razão ele não o deixou entusiasmado, deixe para depois e siga em frente.

Se está um pouco deprimido por ter que viver sem glúten, espero que minha paixão sincera pelo estilo de vida sem glúten e os benefícios à saúde que dele resultam toquem o seu coração trazendo conforto, otimismo e inspiração.

Parte I

Vivendo Sem Glúten: Quem, o Quê, Por que e Como

A 5ª Onda por Rich Tennant

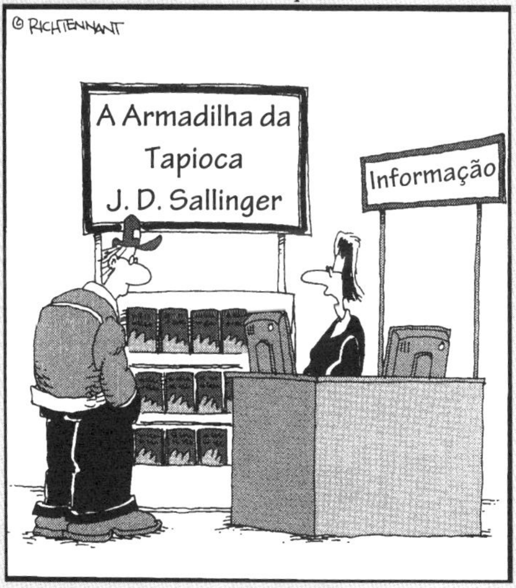

"É um vício sem glúten"

Nesta parte...

Apresento o básico para ajudá-lo a dar início a um estilo de vida sem glúten. Começarei dando uma olhada nas diversas condições médicas e psicológicas que melhoram com uma dieta livre de glúten para que você possa decidir se este estilo de vida poderá beneficiá-lo, e possa definir expectativas realistas sobre como a sua saúde pode melhorar. Depois, explicarei o básico sobre a dieta livre de glúten e apresentarei alimentos sobre os quais você pode nunca ter ouvido falar, alguns dos quais são bem mais nutritivos do que o glúten jamais poderia sonhar em ser. Por último, mostro como pensar além dos ingredientes, para que saiba como procurar fontes ocultas de glúten e se certificar de que os produtos realmente não contêm glúten. Então, o que está esperando? Hoje pode ser o primeiro dia do seu novo estilo de vida.

Capítulo 1

Sem Glúten de A a Z: O Básico Sobre Viver Sem Glúten

Neste Capítulo

- Conhecendo o glúten;
- Descobrindo as vantagens do estilo de vida sem glúten;
- Aproveitando as refeições ao máximo;
- Mudando de comedor de glúten para garoto-propaganda da vida sem glúten – e aproveite!

Eu achei que o médico havia cometido um erro. "Você quis dizer *glicose*", eu o corrigi com uma ponta de exasperação diante do seu erro grosseiro. "Você deve estar dizendo que meu filho não pode consumir *glicose*.". Xii... Isso vai ser bem difícil. Nada de balinhas de goma daqui pra frente.

Ele insistiu: "Não, eu quis dizer *glúten*. E para ser franco, eu não sei muita coisa sobre dieta sem glúten. Você pode procurar a nutricionista de nosso hospital, mas ela também não terá muitas outras informações. Terá que fazer algumas pesquisas por conta própria.".

Tudo o que eu consegui foi ficar parada olhando. O que diabos era *glúten*? Lembre-se que isso aconteceu em 1991, e na época eu sabia tanto sobre glúten quanto sei sobre polímeros piezelétricos. Ou seja, nada.

Afinal de Contas, o Que É Glúten?

Glúten possui duas definições: uma é tecnicamente correta, entretanto, não é muito usada, e a outra é a mais utilizada, mas não tecnicamente correta. Darei mais detalhes sobre ambas as definições no Capítulo 4, porém para começar, e no que concerne à maior parte deste livro, aqui está a definição comum: *glúten* é uma mistura de proteínas presentes no trigo, no centeio e na cevada. A aveia não contém glúten, mas pode estar contaminada, de modo que ela também é proibida.

Comidas comuns que contêm glúten

Você encontrará muitas informações a respeito do que pode e não pode comer no Capítulo 4, bem como listas detalhadas sobre ingredientes seguros e proibidos em `www.acelbra.org.br` ou `www.celiac.com` (em inglês) ou em outros sites na web. Entretanto, é necessário ter uma ideia geral sobre quais tipos de alimentos contêm glúten para saber o que se deve evitar. Coisas contendo farinha (branca ou integral) são os perigos mais comuns quando se está evitando glúten. Os alimentos a seguir são os mais obviamente carregados de glúten:

- Roscas
- Cerveja
- Pães
- Bolachas, bolos e a maior parte dos alimentos assados
- Biscoitos salgados
- Massa
- Pizza
- Pretzel

Todavia, há outros suspeitos que não são tão óbvios assim como balas de alcaçuz, cereais e aromatizantes naturais. Quando está numa dieta livre de glúten, você se acostuma a ler rótulos, ligar para fabricantes e pesquisar um pouco mais para saber, com toda a certeza, o que pode ou não comer.

Você não pode consumir estes alimentos, mas na verdade não precisa se *privar*. Hoje em dia, os fabricantes de alimentos produzem versões deliciosas sem glúten de, praticamente, qualquer tipo de comida que você possa imaginar. Falarei mais sobre elas e onde comprá-los no Capítulo 8.

Sem trigo não significa sem glúten.

Você pode ver muitos rótulos declarando com orgulho que um produto não contém trigo (alguns deles não são totalmente livres de trigo). Isso não significa que o alimento não contém glúten.

LEMBRE-SE

O glúten está presente no trigo, mas também no centeio e na cevada – e a maioria das pessoas também não consome aveia em uma dieta livre de glúten. Portanto, algumas coisas podem não conter trigo, porém ainda assim podem ter outros ingredientes que contêm glúten, como o malte, em geral derivado da cevada. Neste caso, o produto não contém trigo, mas contém glúten.

Descobrindo os Benefícios de um Estilo de Vida sem Glúten

O estilo de vida sem glúten não tem a ver com a sua dieta. Sim, é claro que este livro fala sobre comida, porém a dieta propriamente dita ocupa apenas umas poucas páginas. Viver sem glúten envolve muito mais do que simplesmente tirar o glúten da sua dieta. Isto afeta todos os aspectos de sua vida, desde como e com quem você se comunica até o modo como faz um pedido em um restaurante, participa de eventos sociais e lida com problemas emocionais. O movimento dos sem glúten aumenta a cada dia por diversas razões, entretanto, a que melhor se destaca é que quando as pessoas abrem mão do glúten, elas costumam se sentir melhor. Este tópico mostra o que uma dieta livre de glúten pode fazer com o seu organismo – além dos benefícios e vantagens emocionais que este estilo de vida poderá lhe proporcionar.

Atualmente, vivemos em uma sociedade que busca curas rápidas, panaceias, comprimidos para qualquer coisa e soluções para melhoras rápidas, e quando as pessoas se deparam com estas promessas de cura para os seus males, elas compram. Mudar a dieta e o estilo de vida não é rápido nem fácil, porém os benefícios de se viver sem glúten podem ser fantásticos – sem a necessidade de cirurgia ou de remédios!

Fazendo da nutrição a sua missão: benefícios para a saúde da cabeça aos pés

De certo modo, a reação do organismo ao glúten não pode ser calculada. Em algumas pessoas, a ingestão pode provocar dores de cabeça, cansaço, dores nas articulações, depressão ou infertilidade; no início, estes tipos de sintomas não parecem estar relacionados com algo acontecendo em seus intestinos, muito menos com algo que tenha comido – e menos ainda com algo tão comum em sua dieta quanto o trigo.

Entretanto, estes sintomas – e cerca de outros 250 – são de doença celíaca e sensibilidade ao glúten. Pessoas com doença celíaca ou sensibilidade ao glúten às vezes têm sintomas gastrointestinais, porém com mais frequência, os sintomas aparecem *fora dos intestinos*, o que significa que eles ocorrem fora do trato gastrointestinal.

Se o seu organismo tem problemas com glúten, a dieta livre de glúten poderá ajudar a aliviar vários dos sintomas, tais como:

- Fadiga;
- Irritação gastrointestinal (gases, inchaço, diarreia, prisão de ventre, vômitos, queimação e refluxo);
- Dores de cabeça (inclusive enxaquecas);
- Incapacidade de se concentrar;
- Ganho ou perda de peso;
- Infertilidade;
- Dores nas articulações, ossos e músculos;
- Depressão;
- Problemas respiratórios.

A lista não é impressionante? A ideia de que a eliminação de um único item de sua dieta – o glúten – possa provocar a melhoria de tantas condições distintas é quase difícil de acreditar. Mas é verdade – e, na verdade, faz sentido, quando você percebe que se a comida que está sendo consumida é tóxica ao seu organismo, ele reclamará de várias maneiras diferentes.

Em pessoas com intolerância ao glúten, o seu consumo pode piorar os sintomas de determinadas condições psiquiátricas (falo mais sobre isto no Capítulo 2, e você poderá encontrar mais em `www.autistas.org/dieta.htm` ou `www.gfcfdiet.com` e `www.autismndi.com` – em inglês). Alguns pesquisadores acreditam que retirar o glúten da dieta pode melhorar o comportamento de pessoas com:

- Autismo
- Esquizofrenia e outros transtornos de humor
- Transtorno de déficit de atenção (e hiperatividade) (TDA/TDAH)

Milhões de pessoas possuem *alergia* ao trigo, o que é diferente de sensibilidade ao glúten ou doença celíaca – e estas pessoas também melhoram, de forma drástica, com uma dieta livre de trigo/glúten.

Todavia, além das melhorias óbvias experimentadas em caso de intolerância, outras condições e sintomas podem melhorar com uma dieta sem trigo: TPM e sintomas da menopausa, por exemplo. Eliminar o trigo pode até mesmo tornar mais lento ou inclusive reverter os sinais de envelhecimento, diminuindo rugas e melhorando a tonicidade e a textura da pele.

Mas pensei que o trigo fizesse bem para mim!

É claro que pensou. Qualquer um que tenha vivido mais de um dia no planeta Terra foi bombardeado com mensagens que proclamam as virtudes do trigo – em especial do trigo integral! O trigo e outros grãos aparecem de forma exagerada em muitas pirâmides alimentares, que sugerem que você consuma grandes quantidades deles que são tidos como boas fontes de fibra e de nutrientes. O trigo pode trazer alguns benefícios para a saúde, entretanto, é possível obtê-los de outras fontes alimentares. Mas como o trigo pode estar na raiz de tantos problemas de saúde? Eis algumas das razões pelas quais o trigo pode não ser a chave para uma dieta alimentar saudável e perfeita. Os seres humanos não conseguem digerir completamente o trigo.

O trigo contribui para o "intestino permeável" ("Z" de zonulina).

Quando as pessoas ingerem trigo, produzem uma quantidade extra de uma proteína chamada *zonulina*.

A parte interna do intestino delgado é basicamente formada por uma parede sólida de células por onde a maior parte dos materiais não consegue passar sozinha. Ao longo do intestino delgado, a zonulina espera a chegada dos nutrientes. Quando vitaminas e minerais importantes estão presentes, a zonulina ordena que as passagens da parede do intestino se abram, de modo que estes nutrientes possam passar para a corrente sanguínea. O sangue, então, carrega os nutrientes para as outras partes do organismo.

Mas quando algumas pessoas consomem trigo, elas produzem zonulina em excesso, e as passagens se abrem demais. Todo o tipo de coisa acaba indo parar na corrente sanguínea, algumas das quais não deveriam estar lá, como as toxinas. Esta permeabilidade exagerada da parede do intestino delgado, ou *síndrome do intestino permeável*, pode provocar uma série de problemas de saúde.

Aprendendo a Controlar as Refeições

Este livro é sobre um estilo de vida, e não uma dieta. Porém, não importa para onde este estilo de vida o conduza – comer em casa, comer fora, eventos sociais, escolher, planejar, fazer compras, preparar – viver sem glúten se resume, de forma bem básica, a uma única coisa: comida.

Fazendo compras de forma inteligente

A maneira mais saudável de apreciar um estilo de vida sem glúten é consumindo produtos que podem ser encontrados em qualquer supermercado ou até mesmo na feira: carne, peixes, frutos do mar, frutas e vegetais sem amido (veja o Capítulo 6). Caso queira adicionar produtos enlatados, processados e até mesmo *junk food* à sua lista de compras, ainda será possível fazer a maior parte de suas compras em um supermercado comum, e até mesmo comprar produtos genéricos.

Se pretende usufruir dos deliciosos produtos especializados sem glúten disponíveis hoje em dia, poderá encontrá-los nos corredores de comidas saudáveis, em lojas de alimentos saudáveis ou em lojas especializadas. Ou poderá, até mesmo, fazer compras de pijamas através de um dos vários sites da internet especializados em alimentos sem glúten (se for usar a internet da biblioteca ou uma lan house para fazer as compras online, sugiro que troque o pijama).

Algumas pessoas se preocupam com o custo de um estilo de vida sem glúten, mas ele não precisa ser necessariamente mais caro. Falarei sobre como se alimentar de forma acessível com produtos sem glúten no Capítulo 8.

Considerações sobre a cozinha

Em relação à maioria dos aspectos, uma cozinha sem glúten se parecerá com qualquer outra cozinha – sem glúten, é claro. Não é necessário sair e comprar utensílios ou ferramentas especiais, e com apenas algumas exceções de que falo no Capítulo 9, não serão necessários dois conjuntos de recipientes, panelas, utensílios nem potes para armazenagem.

Se estiver compartilhando uma cozinha com glúten, será necessário estar ciente de alguns problemas de contaminação para não *glutenizar* (contaminar com glúten) inadvertidamente uma refeição perfeita, livre de glúten. Tomar cuidado com migalhas não é só uma questão de higiene, pode também significar a diferença entre uma refeição que você pode e que não pode comer.

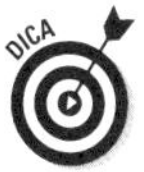

Algumas pessoas acham útil manter áreas separadas na despensa ou no armário para os seus produtos sem glúten. Esta é uma ideia especialmente boa caso tenha crianças que não consomem glúten em casa, porque elas poderão ver que sempre há muitas coisas que podem comer, e assim poderão pegar suas guloseimas favoritas sem glúten da área especial reservada para elas, com rapidez.

Sentindo-se Entusiasmado com o Estilo de Vida sem Glúten

A maior parte das pessoas que adota um estilo de vida sem glúten o faz por questões de saúde – e isto significa que elas possuem pouca ou nenhuma opção em relação a isso. Quando as pessoas se veem forçadas a mudar suas rotinas, em especial quando precisam fazer mudanças em relação ao que podem ou não comer, elas nem sempre conseguem aceitar estas alterações com alegria.

Caso esteja um pouco abatido em relação a ter que passar de consumidor de glúten para o viver sem glúten, eu compreendo. Mas prepare-se para ler sobre uma porção de motivos para ficar entusiasmado com este estilo de vida (para os tipos impacientes como eu, sinta-se à vontade para pular para os Capítulos 19 e 20 a fim de um começo rápido no lado zen de viver sem glúten).

"A" de Adaptar Sua Perspectiva em Relação à Comida

Se você consome glúten (acredito que isto o torna um *glutenívoro*) há muito tempo digamos, durante a maior parte de sua vida –, abrir mão de alimentos com os quais está tão acostumado parece ser uma mudança difícil à primeira vista. Além dos desafios óbvios de ordem prática como aprender a identificar o glúten onde ele possa estar escondido, será necessário lidar com desafios de ordem emocional, física, social e até mesmo financeira.

É necessário apenas uma coisa para aprender a amar o estilo de vida sem glúten, e isto é readequar um pouquinho a sua perspectiva em relação à comida. Não é realmente necessário abrir mão de nada; é preciso fazer apenas algumas modificações. Suas comidas favoritas ainda podem continuar sendo as suas favoritas se quiser; elas apenas estarão um pouquinho modificadas.

Ou talvez queira considerar o que pode ser uma abordagem nova e super saudável para você: comer carnes magras, frutas frescas e vegetais sem amido. De novo, será necessário ajustar um pouco as suas expectativas antes da dieta se tornar natural para você, porém ela será realmente natural e naturalmente nutritiva. Falo mais sobre esta abordagem no Capítulo 6.

Apreciando sabores sem glúten

As pessoas as quais o conceito de não consumir glúten é novo, às vezes comentam que a dieta é sem graça. Quando pergunto o que elas comem, suas rotinas na cozinha, em geral, estão centradas em cenouras e bolinhos de arroz. Quem não acharia isso sem graça? Este tipo de dieta é aterrador, e não atraente.

Eu *amo* comida. Amo os aromas, a sensação de estar satisfeita, os valores nutricionais que ela fornece. Acima de tudo, amo explorar comidas que nunca experimentei antes – desde que não contenham glúten, é claro. Eu nunca estimularia você a suportar uma dieta com comidas insossas que pudessem ser confundidas com papelão.

Uma dieta saudável, sem glúten, não precisa ser sem graça ou restritiva. Não é preciso se limitar a comer 32 porções individuais de frutas e legumes por dia como se fosse um coelho mastigando cenouras o dia inteiro. Se você gosta de comidas sem gosto, bom para você. Entretanto, se acha que não ter glúten é sinônimo de não ter sabor, então, estará diante de uma surpresa muito agradável.

Saindo para comer

Você não precisa deixar que o estilo de vida sem glúten o prive de fazer qualquer coisa que queira. Bem, está certo, existem algumas coisas que você não poderá fazer – como comer pizza logo ali na esquina ou devorar um monte de rosquinhas lotadas de glúten. No entanto, no que concerne às suas atividades e ao seu estilo de vida, você pode – e deve – continuar saindo como sempre fez.

Na maioria das vezes, escolher o que comer em um restaurante não é tão simples quanto pedir o cardápio de comidas sem glúten (uma garota tem direito a sonhar). No entanto, comer em restaurantes é perfeitamente viável; você só precisa aprender a fazer pedidos especiais e prestar atenção em problemas de contaminação. Viajar é moleza depois que dominar a arte de comer em restaurantes (e as questões relacionadas ao idioma se você for viajar ao exterior). Ir a eventos sociais exige somente um pouco de planejamento prévio e as festas de fim de ano mal poderão perturbá-lo – basta que você se acostume a sair ao estilo sem glúten. O Capítulo 16 lhe dará mais informações sobre este assunto.

Definindo expectativas realistas

Algumas pessoas me chamam de PollyDanna porque acham que eu tenho uma visão otimista, e não realista em relação ao estilo de vida sem glúten. Ela até pode ser otimista, mas não deixa de ser realista.

Definir expectativas razoáveis sobre como as coisas serão depois de se adotar um estilo de vida sem glúten é importante porque você *vai* se deparar com desafios, e é preciso estar preparado para lidar com eles. Os amigos, a família e as pessoas que ama podem não ser tão compreensivas. Elas podem não se adequar à sua dieta o quanto espera que elas façam. Pode ser que você ache que os eventos sociais exijam demais, no começo; ou poderá se sentir confuso ou frustrado e ficar com vontade de desistir da dieta. É possível superar estes desafios e se fortalecer.

Munindo-se de boas informações

A boa notícia é que com a dieta sem glúten cada vez mais popular, há muita informação por aí sobre ela. A má notícia é que nem todas as informações são precisas.

Não acredite em tudo o que ouvir ou ler, e verifique a credibilidade da fonte em relação a qualquer coisa. Caso ache informações conflitantes – e você vai encontrar – pesquise mais a fundo até descobrir qual fonte é a correta.

Eu cito algumas boas fontes de informações no Capítulo 5, e tenho certeza de que você encontrará mais por conta própria. Apenas lembre-se de manter um olhar cético para o que for bom, ruim ou totalmente absurdo.

Capítulo 2

Vivendo Sem Glúten: Quem Vive e Por Quê

Neste Capítulo

- Dando uma olhada em alergias, sensibilidades e doenças
- Revendo os sintomas
- Entendendo como o glúten afeta o seu comportamento
- Fazendo exames e interpretando os resultados
- Avaliando as desvantagens de continuar consumindo glúten
- Começando a se curar

Então, você abriu mão – ou pensa em abrir mão – do glúten. Se você for como a maioria das pessoas, fará isso por uma das seguintes razões:

- Um médico lhe disse que é necessário; sua saúde vai melhorar se o fizer;
- Você não consultou nenhum médico, porém tem a impressão de que vai se sentir melhor com uma dieta livre de glúten;
- Você ou seu filho(a) tem problemas de comportamento, e você acredita que uma dieta sem glúten irá ajudar;
- Você acha que é chique.

Não importa em qual dos grupos se enquadre – é provável que esteja certo de qualquer maneira (exceto, talvez, quanto ao fato de ser chique).

Você, definitivamente, não estará sozinho. Milhões de pessoas adotam uma vida sem glúten por diversos motivos, e a maioria destes indivíduos percebe mudanças drásticas na saúde. Em última instância, o fato é que o glúten não cai bem para muita gente.

Isto acontece porque muitas pessoas (algumas diriam até que a *maioria das pessoas*) possuem alguma forma de sensibilidade ao glúten. Então, você deve estar pensando: "O que isso significa exatamente, eu posso ou não comer pizza?". Ah, você quer ir direto ao ponto! Nem sempre existe uma resposta fácil a nenhuma destas perguntas.

Este capítulo explica o que é a sensibilidade ao glúten, como ele pode afetar o seu organismo e o seu comportamento e quais exames podem ajudá-lo a decidir se precisa viver sem glúten.

Lançando um Pouco de Luz sobre o Espectro da Sensibilidade ao Glúten

Sensibilidade ao glúten é uma sensibilidade física ao glúten – daí o nome inteligente. Não é fácil defini-la porque estas sensibilidades se apresentam de diversas formas. Pense na sensibilidade ao glúten como algo que está dentro do espectro que vai da alergia até a doença (veja Figura 2-1).

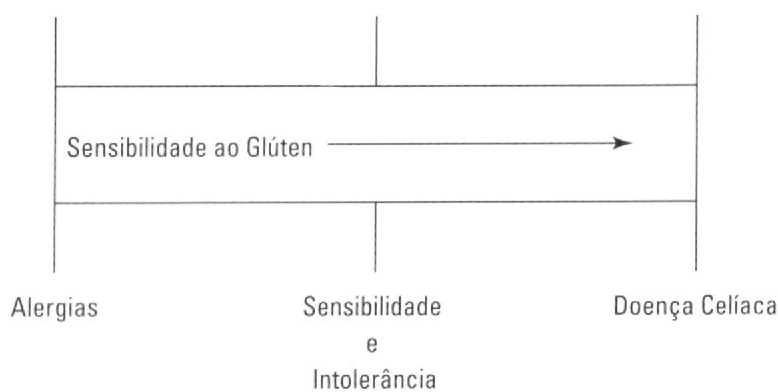

Figura 2-1: O espectro da sensibilidade ao glúten.

Em uma das extremidades: as alergias

Não existe alergia ao glúten, porém algumas pessoas podem ter alergia a coisas que contêm glúten: trigo, centeio e cevada. Na verdade, o trigo é um dos agentes alergênicos mais comuns, afetando milhões de pessoas.

Estas alergias são iguais a outras típicas alergias alimentares – igual a de morangos ou mariscos, por exemplo. Todas elas são respostas a um agente alergênico presente na comida, e a reação que uma pessoa apresenta em relação a estes alimentos varia de pessoa para pessoa e de comida para comida.

Os sintomas da alergia podem ser de ordem respiratória, provocando tosse, congestão nasal, espirros, fechamento da garganta e, até mesmo, asma.

Reações alérgicas agudas por conta de comida, em geral, começam na boca, com formigamentos, coceira, gosto metálico e inchaço na língua e na garganta. Às vezes, os sintomas chegam até o trato intestinal, provocando dores abdominais, espasmos musculares, vômitos e diarreia.

Qualquer reação alérgica severa e aguda também pode representar um potencial risco para a vida, provocando um *choque anafilático* – ou *anafilaxia* – que afeta diferentes órgãos, e os sintomas incluem uma sensação de formigamento, inchaços na boca e na garganta e um gosto metálico. Outros sintomas podem incluir uma sensação de agitação, urticárias, problemas respiratórios, queda de pressão e desmaio. O choque anafilático, em alguns casos, pode ser fatal, a menos que a pessoa que esteja tendo a reação alérgica receba uma injeção de epinefrina (adrenalina).

Em algum lugar no meio: sensibilidade e intolerância ao glúten

Movendo-se ao longo do espectro da sensibilidade ao glúten, vamos das alergias até uma região ambígua, que muita gente chama de sensibilidade ou de intolerância. Geralmente usados de modo intercambiável, os termos *sensibilidade* e *intolerância* significam basicamente que o seu organismo não reage bem a um determinado alimento e que, portanto, você deve evitá-lo. Observe que eu disse deve e não é obrigado a.

O que *está* claro é que as pessoas que se enquadram nesta região possuem uma resposta ao glúten muito semelhante à resposta de um celíaco (sobre a qual falo no tópico "Identificando os Sintomas da Sensibilidade ao

Glúten e da Doença Celíaca" neste capítulo). Então, estas pessoas têm doença celíaca? Talvez. É neste ponto que as coisas ficam meio confusas.

- Algumas pessoas diagnosticadas como tendo sensibilidade ao glúten, na verdade, têm doença celíaca, mas seus exames foram feitos de forma inadequada ou não foram suficientes para levar a resultados conclusivos.
- Outros podem não ter doença celíaca – ainda – porém se continuarem a consumir glúten, podem desenvolvê-la (uma condição em seu estágio inicial como este é chamada de doença celíaca *subclínica*).
- Outros ainda podem não ter doença celíaca e podem nunca vir a tê-la. Mas têm sensibilidade ao glúten e sua saúde pode melhorar com uma dieta livre de glúten.

Os sintomas de sensibilidade ao glúten, na maioria dos casos, são iguais aos da doença celíaca, e como ocorre na doença, eles costumam desaparecer com uma dieta livre de glúten.

Exames podem ajudar a esclarecer se você tem doença celíaca ou sensibilidade ao glúten. Se seu exame der positivo para doença celíaca, então é isso o que você tem. No entanto, se o seu exame der negativo, mas seus sintomas desaparecem com uma dieta sem glúten, é provável que tenha algum tipo de sensibilidade ao glúten (e para complicar mais a questão, você pode ter doença celíaca com um resultado de exame falso negativo – falo mais sobre este caso em "Fazendo Exames para Sensibilidade ao Glúten e Doença Celíaca").

Infelizmente, como o processo para definir e diagnosticar a sensibilidade ao glúten ainda não foi definido e há pouco consenso e conscientização em relação à sensibilidade ao glúten na comunidade médica, é comum os pacientes serem orientados a ignorar os resultados de exames confusos ou "inconclusivos" e a voltar a comer pão e pizza.

Cruzando a fronteira: doença celíaca

Em algum ponto ao longo do espectro da sensibilidade ao glúten, ela deixa de ser ambígua: você tem doença celíaca. Diferente da sensibilidade ao glúten, a doença celíaca é muito bem definida.

Ela é uma intolerância genética comum (embora, em geral diagnosticada de forma errônea) ao glúten. Acionado quando o glúten é ingerido, o sistema imunológico responde atacando a molécula de glúten, e ao fazer isso, também ataca as células de seu corpo. Isto é o que chamamos de *resposta autoimune*. A doença pode surgir em qualquer idade, em pessoa de qualquer grupo étnico, e ela resulta em danos ao intestino delgado, o que pode provocar uma pobre absorção de nutrientes. Embora o dano ocorra no trato gastrointestinal, nem todos os sintomas são de natureza gastrointestinal. Na verdade, os sintomas são vastos e variados, e às vezes eles aparecem e desaparecem, o que torna difícil o diagnóstico.

Identificando os Sintomas da Sensibilidade ao Glúten e da Doença Celíaca

Os sintomas que descreverei neste tópico são aceitos como sintomas da doença celíaca, porém também são sintomas de sensibilidade ao glúten. Observe que os sintomas afetam várias partes diferentes do organismo. Isto ocorre porque a doença celíaca é *multissistêmica*: apesar do dano ocorrer no trato gastrointestinal – mais especificamente no intestino delgado – os sintomas se manifestam de diversas maneiras.

A sensibilidade ao glúten e a doença celíaca estão associadas a centenas de sintomas, de modo que não é possível listar todos. Os tópicos seguintes citam os mais comuns, a começar pelos sintomas de natureza gastrointestinal

Direto no intestino: sintomas gastrointestinais

A maioria das pessoas acha que os sintomas mais comuns da doença celíaca são de natureza gastrointestinal – diarreia, prisão de ventre, gases, inchaço, refluxo e até mesmo vômito. Estes são alguns dos sintomas "clássicos" – embora não sejam os mais comuns – da doença celíaca:

- Dores e distensões abdominais
- Refluxo

- Inchaço
- Prisão de ventre
- Diarreia
- Gases e flatulência
- Fezes gordurosas, fétidas e flutuantes
- Náusea
- Vômito
- Perda ou ganho de peso

Identificando os sintomas não gastrointestinais

De modo bastante interessante, embora a sensibilidade ao glúten e a doença celíaca afetem o intestino, os sintomas da maioria das pessoas não são de natureza gastrointestinal. É mais comum as pessoas apresentarem sintomas chamados *extra intestinais*, e a lista deles é extensa, passando dos 250. Esta é somente uma lista parcial incluindo alguns dos sintomas mais comuns:

- Cansaço e fraqueza (devido a anemia causada pela deficiência de ferro);
- Deficiência de vitaminas e/ou minerais;
- Dores de cabeça (inclusive enxaquecas);
- Dores nas articulações/ossos;
- Depressão, irritabilidade, apatia e variações de humor;
- Incapacidade de se concentrar ou confusão mental;
- Infertilidade;
- Ciclos menstruais irregulares;
- Deficiência e irregularidade no esmalte dos dentes;
- Convulsões;
- Ataxia (falta de equilíbrio);
- Danos neurais (neuropatia periférica);

- Problemas respiratórios;
- Aftas (úlcera aftosa);
- Intolerância a lactose;
- Eczema/psoríase (condição cutânea; não confundir com dermatite herpetiforme, sobre a qual falo no Capítulo 3);
- Rosácea (um problema de pele);
- Acne;
- Doença de Hashimoto, síndrome de Sjögren, lúpus eritematoso e outras doenças autoimunes;
- Osteoporose em manifestação precoce;
- Perda de cabelo (alopecia);
- Facilidade para se contundir;
- Baixa taxa de açúcar no sangue (hipoglicemia);
- Câimbras;
- Sangramento no nariz;
- Inchaços e inflamações;
- Cegueira noturna.

Identificando sintomas em crianças

LEMBRE-SE

As crianças portadoras de doença celíaca tendem a ter os sintomas gastrointestinais "clássicos", como diarreia ou prisão de ventre. Da mesma forma, podem apresentar alguns destes sintomas: incapacidade de se concentrar; irritabilidade; TDA/TDAH ou comportamento semelhante ao de autistas (entro em maiores detalhes sobre estes comportamentos e suas relações com o glúten mais adiante neste capítulo); problemas de desenvolvimento (em bebês e crianças); baixa estatura ou atraso no crescimento; entrada tardia na puberdade; ossos fracos ou dores nos ossos; dores e distensão abdominal; sangramentos no nariz.

Entretanto, neste meio tempo, a falta de diagnóstico continua sendo um problema sério. Pacientes, na maioria dos casos, são diagnosticados, de forma incorreta, com uma variedade de males antes de descobrirem que o que eles realmente têm é doença celíaca – tratada com facilidade por meio de uma dieta. Os diagnósticos incorretos mais comuns incluem: síndrome do intestino irritável (SII) ou cólon espástico; síndrome da fadiga crônica (SFC) ou fibromialgia; lúpus (ou doença autoimune); anemia inexplicável; enxaquecas ou dores de cabeça inexplicáveis; infertilidade sem explicação; problemas psicológicos (hipocondria, depressão,ansiedade ou neuroses); doenças inflamatórias intestinais (DII), como a doença de Crohn e colite; câncer; infecções virais (gastroenterite viral); alergias a comidas ou intolerância à lactose; parasitas ou outras infecções; problemas na vesícula; problema de tireoide; fibrose cística (um problema de ordem respiratória); refluxo; diverticulose (pequenas bolsas no cólon onde o alimento fica preso); diabetes; eczema ou psoríase (problemas de pele).

Pondo a Culpa no Pão: Como o Glúten Afeta o Comportamento

Raramente considerado como culpado em caso de problemas de comportamento, o glúten, em alguns casos, é o que está acabando com o humor e o comportamento das pessoas.

"Desculpe-me por não estar sendo produtivo no trabalho nos últimos tempos; venho comendo pão demais", soa um pouco ridículo. Porém, na verdade, esta é uma desculpa válida porque o pão – o glúten – pode afetar o seu comportamento de diversas maneiras, inclusive tornando-o incapaz de se concentrar. Algumas manifestações da sensibilidade ao glúten e da doença celíaca em termos de comportamento podem incluir: incapacidade para se concentrar ou focar; comportamento nos moldes do transtorno de déficit de atenção (TDA) e transtorno de déficit de atenção e hiperatividade (TDAH); autismo; depressão, transtorno bipolar, esquizofrenia e variações de humor; irritabilidade; falta de motivação.

Explorando um tratamento à base de dieta para o autismo

Acho que esta é uma das áreas mais intrigantes em termos de pesquisa relacionada com a dieta livre de glúten. Evidências mostram que algumas pessoas autistas apresentam melhorias extraordinárias ao se utilizarem de dieta sem glúten (e sem caseína).

Vários estudos bem projetados, controlados e aleatórios estão em andamento atualmente em instituições bem conceituadas para que dados mais significativos possam ser obtidos. Entretanto, anos de evidências informais dão suporte ao conceito, e já conheci pessoalmente centenas de pessoas que tiveram resultados incríveis com a dieta.

Embora a doença celíaca e o autismo possam estar associados, em muitos casos, um mecanismo totalmente diferente está em ação. Algumas pessoas autistas podem metabolizar glúten e caseína (a proteína encontrada no leite) na forma de um opiato – muito parecido com a heroína. Em essência, quando estas pessoas consomem glúten e caseína, elas ficam "drogadas" – e se tornam viciadas.

Esta sensação de "estar drogado" é semelhante à sensação que um usuário de opiato experimenta, o que pode explicar os traços típicos de crianças autistas, como movimentos repetitivos do corpo (por exemplo, estalar os dedos diante dos olhos, girar e bater com a cabeça), bem como ficar absorto ou fascinado com partes de objetos (como fixar-se em uma parte de um brinquedo em vez de se fixar no brinquedo todo). Também típico de usuários de opiatos e crianças autistas é a sensação de angústia sofrida quando ocorrem pequenas mudanças em seu ambiente ou rotina.

Os resultados de uma dieta livre de glúten e de caseína variam. Algumas pessoas percebem melhorias em uma semana – outras em um ano. Outros não veem nenhuma melhora. Entre aqueles que reportam mudanças no comportamento, as próprias mudanças podem ser diferentes, também. Algumas pessoas autistas desenvolvem a capacidade de dormir a noite toda; outras tornam-se mais verbais e interativas; e outras tornam-se totalmente "normais" com a dieta.

DICA

Crianças autistas tendem a gostar de uma pequena variedade de alimentos – em geral, daqueles que estão cheios de glúten e caseína. Um terapeuta será capaz de ajudá-lo a desenvolver um plano para a introdução de novos alimentos (sem glúten) na dieta de uma criança autista. Você pode fazer pesquisas no site `www.autistas.org/dieta` ou `www.autismndi.com` (em inglês) para saber mais sobre autismo e dieta.

Diminuindo a depressão e outros problemas de humor

Depressão clínica, transtorno bipolar, esquizofrenia e uma variedade de problemas relacionados ao humor, às vezes, podem estar associados com – ou podem ser exacerbados pela – sensibilidade ao glúten ou doença celíaca. Até mesmo alguns artigos de periódicos listam estes problemas de humor como sendo "sintomas" de doença celíaca. Em alguns casos, estas condições melhoram com uma dieta livre de glúten.

A esquizofrenia vem sendo associada à doença celíaca desde os anos 60, quando percebeu-se pela primeira vez que uma dieta com restrições de glúten (e laticínios) levou alguns pacientes internados a uma melhoria. De modo interessante, as mesmas substâncias químicas semelhantes ao opiato, encontrados na urina de pessoas autistas, também são encontrados nos esquizofrênicos.

Fazendo Exames para Sensibilidade ao Glúten e Doença Celíaca

Fazer exames para sensibilidade ao glúten e para doença celíaca não é uma ciência exata – nem os "cientistas exatos" concordam em relação ao protocolo utilizado em alguns dos procedimentos para os exames disponíveis hoje em dia. O protocolo de exames aceito para a doença celíaca com mais amplitude, inclui um exame de sangue seguido de uma biópsia do intestino.

Exames de sangue

Exames de sangue – também chamados de exames *sorológicos* – procuram anticorpos que o organismo produz quando alguém com sensibilidade ao glúten ou doença celíaca consome glúten.

CUIDADO!

Você precisa ter ingerido glúten por um longo período de tempo antes de fazer o exame de sangue. Se não consome glúten, ou não consumiu por bastante tempo, o seu organismo poderá não ter produzido anticorpos suficientes para que apareçam nos exames, e os resultados poderão mostrar que você é "normal" – ou "negativo" para sensibilidade ao glúten ou doença celíaca. Ninguém sabe ao certo a quantidade exata de glúten necessária, porém se você comeu o equivalente a cerca de uma ou duas fatias de pão contendo glúten por dia durante pelo menos três meses, deverá haver glúten suficiente em seu sistema para fornecer uma resposta mensurável. Caso apresente sintomas severos durante este período, consulte o seu médico a fim de saber se deve continuar a comer glúten ou não.

O conjunto mais abrangente de exames de sangue que é possível fazer para identificara sensibilidade ao glúten ou a doença celíaca inclui cinco exames para os anticorpos:

- **tTG (antitransglutaminase tecidual)-IgA:** este exame é bem específico para a doença celíaca, o que significa que se você obtiver resultados positivos no tTG, é bem provável que tenha doença celíaca e não uma outra condição;
- **EMA (anticorpos antiendomísios)-IgA:** este exame também é específico para a doença celíaca. Quando ele for positivo, em especial se o tTG também deu positivo, é altamente provável que você tenha doença celíaca;
- **AGA (anticorpos antigliadina)-IgA:** os exames para antigliadina são menos específicos para a doença celíaca e estes anticorpos às vezes aparecem relacionados a outros problemas (inclusive na sensibilidade ao glúten). O AGA-IgA é útil para analisar crianças pequenas que tenham sintomas, e que nem sempre produzem tTG ou EMA suficientes para fornecer um diagnóstico.

O AGA-IgA também é útil para monitorar a eficiência da dieta sem glúten (se ele ainda estiver elevado após ter eliminado o glúten durante vários meses, pode ser que haja glúten entrando de maneira indevida em sua dieta). Algumas pessoas acham que um AGA-IgA positivo indica sensibilidade ao glúten;

- **AGA (anticorpos antigliadina)-IgG:** este é um outro exame para antigliadina (como o anterior) e é menos específico para a doença celíaca, porém pode ser útil para detectar sensibilidade ao glúten ou síndrome de intestino permeável. Além disso, se os níveis de IgG estiverem altamente positivos e todos os demais testes derem negativo (casos em que os resultados dos outros exames estarão incorretos), isto pode indicar que o paciente tem deficiência de IgA (veja o próximo item para mais informações sobre isto);
- **Soro total IgA (soro total, imunoglobulina A):** uma parte significativa da população possui deficiência de IgA, o que significa que sua produção de IgA é sempre abaixo do normal. Três dos quatro exames acima são baseados em IgA (o único que não é baseado em IgA é o de antigliadina IgG), portanto para alguém com deficiência de IgA, os resultados destes três exames poderiam estar baixos de maneira equivocada. Ao medir o soro total IgA, os médicos conseguem determinar se um paciente possui deficiência de IgA e podem fazer um ajuste ao lerem os resultados dos três exames baseados em IgA.Se um ou mais destes exames derem resultados positivos, eles podem indicar a doença celíaca. É provável que o seu médico vá querer uma biópsia do intestino a fim de confirmar o diagnóstico (você poderá encontrar mais informações sobre biópsias no próximo tópico).

Seu médico pode solicitar outros exames de sangue para avaliar a gravidade da doença e a extensão de sua má nutrição, má absorção e o comprometimento dos órgãos. Os médicos podem pedir exames como: HC – (hemograma completo) com o intuito de identificar anemia e outras deficiências de vitaminas/minerais/enzimas; VHS (velocidade de hemossedimentação) com o propósito de avaliar a presença de inflamações; PCR (proteína C-reativa) para avaliar a presença de inflamações; PMB (painel metabólico básico) a fim de determinar níveis de eletrólitos, proteínas e cálcio, bem como para verificar o estado dos rins e do fígado; vitaminas D, E e B12 com a finalidade de medir a deficiência de vitaminas; níveis de gordura das fezes para ajudar a avaliar o nível de má absorção.

Biópsias

Antigamente, a única maneira de diagnosticar a doença celíaca era por meio de não apenas uma ou duas, mas três biópsias do intestino delgado. Hoje em dia, as biópsias ainda são consideradas como "o padrão" para diagnosticar a doença celíaca, no entanto, graças à precisão dos exames de sangue, a quantidade de biópsias necessárias é bem menor, e na maioria dos casos, apenas uma é necessária.

Quando os médicos fazem uma biópsia, eles a fazem através de uma endoscopia. Eles inserem um tubo através da sua garganta até o intestino delgado e depois retiram amostras das *vilosidades*, estruturas rugosas ao longo do intestino delgado. Anteriormente neste capítulo, explico que quando uma pessoa com doença celíaca consome glúten, o seu organismo dá início a um ataque que acaba por atingir a si mesmo, atrofiando as vilosidades. A biópsia determina o nível de atrofia das vilosidades, se é que elas estão, de fato, atrofiadas.

Da mesma forma que ocorre no exame de sangue, é necessário que você tenha consumido glúten por um longo período de tempo para que a biópsia seja precisa.

As amostras para a biópsia são enviadas a um patologista, que então envia os resultados para um gastroenterologista. Você deverá ter notícias de seu gastroenterologista a respeito dos resultados de sua biópsia dentro de três a quatro dias.

Exames de urina

O *exame de urina para peptídeos* pode ser importante com o intuito de determinar se uma pessoa com autismo ou esquizofrenia pode se beneficiar com uma dieta sem glúten e sem caseína. O exame procura peptídeos na urina, o que representa uma evidência de que o organismo não processa as proteínas como o glúten de forma adequada.

Exames de fezes

Ao menos um laboratório faz exames domésticos de fezes para a sensibilidade ao glúten, colite microscópica, susceptibilidade genética e para várias outras condições gastrointestinais. Como acontece com os exames de sangue, o exame de fezes procura reações do sistema imunológico ao glúten detectando a presença dos anticorpos AGA e TTG.

Embora o exame de fezes tenha algumas implicações animadoras e promissoras e ofereça algumas vantagens logísticas em relação a outros métodos de exames, ele ainda não é considerado uma ferramenta padrão para o diagnóstico da doença celíaca.

Exames genéticos

Exames genéticos podem ser feitos através de sangue ou de fezes. Os médicos procuram determinar se a pessoa possui os genes associados à doença celíaca.

Fazer os exames é importante para excluir casos de doença celíaca, porque se o seu organismo não produz a proteína HLA-DQ2 ou aHLA-DQ8, há 99% de chances de você não ter a doença. O exame, porém, não é eficiente para prever quem terá esta condição ou não, porque muitas pessoas são portadoras destes genes e nunca desenvolvem a doença. Há mais informações sobre a genética relacionada à doença celíaca no Capítulo 3.

Meus exames deram positivo! E agora?

Se os seus exames deram positivo, o próximo passo depende de qual dos exames deu positivo. Depende também, se você foi examinado em relação ao painel completo. Continue a leitura.

Resultado positivo para a sensibilidade ao glúten

Se você, de fato, tem sensibilidade ao glúten e não apresenta a doença celíaca, poderá resolver o seu caso evitando consumir glúten de vez em quando. Posso ouvi-lo dizendo: *"Sim, acho que tenho sensibilidade ao glúten, mas não tenho doença celíaca. Passe-me a pizza e a cerveja, por favor?"* Talvez queira repensar a sua estratégia, a menos que tenha absoluta certeza de que realmente apresenta resultados negativos para a doença celíaca porque às vezes as pessoas são informadas de que possuem sensibilidade ao glúten quando, na verdade, possuem doença celíaca. Se for este o caso e você voltar a consumir glúten, poderá estar causando sérios danos a si mesmo sempre que se permitir consumir glúten. Pergunte a si mesmo e ao seu médico:

- **Todos os exames para doença celíaca foram feitos?** Às vezes, os médicos não fazem nenhum dos exames específicos para doença celíaca; eles fazem os exames apenas para detectar a sensibilidade.
- **Se os exames forem feitos em uma criança, ela tem idade suficiente para que a resposta dos anticorpos apareça?** Alguns dos exames específicos para doença celíaca podem não apresentar resultados precisos em crianças com 2 anos ou menos porque os seus sistemas imunológicos não estão desenvolvidos o suficiente para produzirem anticorpos. Neste caso, uma criança poderá parecer positiva em relação à sensibilidade ao glúten, porém não em relação à doença celíaca – quando na verdade, tem a doença.
- **Os resultados foram "dúbios" ou "inconclusivos", ou foram definitivos?** Às vezes, os anticorpos específicos de celíacos são considerados "dúbios" porque os resultados não estão acima do valor máximo esperado.

Se você não tiver muita certeza se pode confiar nos resultados dos exames, poderá repeti-los em outra ocasião.

Resultados positivos para doença celíaca

Se você foi diagnosticado com doença celíaca, então está com sorte! Você conhece o segredo para melhorar a sua saúde: uma vida sem glúten. Tirar o glúten de sua vida de imediato é importante. É possível que cometa erros no início, mas tudo bem. Aprenda com eles e siga em frente.

A doença celíaca é uma condição genética. Se você foi diagnosticado, é necessário que a sua família também faça os exames.

Resultados positivos para alergia ao trigo

Embora as condições sejam diferentes, você pode ter uma alergia e uma sensibilidade ao glúten ou doença celíaca. Portanto, se você foi diagnosticado como tendo alergia ao trigo, certifique-se de fazer exames também para as condições mais globais, para a sensibilidade ao glúten e para a doença celíaca, a fim de saber, com exatidão, as orientações sobre a dieta necessária a seguir.

Se você não teve resultados positivos para os exames acima, no entanto tem apenas uma alergia ao trigo, então será necessário evitar o trigo, porém ainda poderá consumir centeio e cevada. Caso suspeite que poderá ter um choque anafilático, considere carregar consigo uma "EpiPen" ou outra marca de epinefrina autoinjetável, para o caso de ingerir trigo de forma acidental.

Considerando os Riscos de Não Parar de Consumir Glúten

De modo invariável, pelo menos quatro grupos de pessoas decidem por continuar a consumir glúten, mesmo que tenham problemas com ele:

- Aqueles que acham que a dieta é restritiva demais, portanto não se darão ao trabalho de continuar tentando;
- Pessoas que não apresentam sintomas ou nunca foram diagnosticadas de forma apropriada e acham que dar uma enganada de vez em quando não fará nenhum mal;
- Pessoas que apresentam os sintomas, todavia acham que o desconforto vale a pena em troca da oportunidade de desfrutar algumas cervejas (ou outras guloseimas prediletas) de vez em quando;
- Parentes que se recusam a ouvir falar de glúten.
- Se você se enquadra em uma destas categorias e se recusa a parar de comer glúten mesmo que tenha ou suspeite ter sensibilidade ao glúten ou doença celíaca, não há muita coisa que alguém possa fazer. Entretanto, antes de terminar a sua

rosquinha, leia pelo menos os dois próximos tópicos, que falam sobre as condições associadas à doença celíaca – e as sérias complicações que podem surgir se você continuar a consumir glúten.

Conhecendo as condições associadas

Determinadas condições estão associadas à doença celíaca, o que significa que alguém nestas condições apresenta maiores probabilidades de desenvolver outras doenças. Nem sempre fica claro qual delas se desenvolve primeiro (exceto, por exemplo, no caso da síndrome de Down, na qual a pessoa já nasce com ela), no entanto se você não abrir mão do glúten, suas chances de desenvolver algumas destas condições pode aumentar.

Além disso, se você tiver uma destas condições, porém não fez exames com a finalidade de saber se tem sensibilidade ao glúten ou doença celíaca, deverá fazê-los, afinal elas andam de mãos dadas; o fato de ter uma destas doenças é um forte indício de que você pode ter, também, sensibilidade ao glúten ou doença celíaca.

Doenças autoimunes

Várias doenças autoimunes estão associadas à doença celíaca, incluindo: doença de Addison (hipocortisolismo); hepatite crônica autoimune; doença de Crohn; diabete melitus insulino-dependente (tipo 1); miastenia grave; Fenômeno de Raynaud; esclerodermа, síndrome de Sjögren; lúpus eritematoso sistêmico; problemas de tireoide (doença de Graves e doença de Hashimoto); colite ulcerativa e Transtornos de humor

Alguns dos transtornos de humor associados à sensibilidade ao glúten e à doença celíaca incluem:

- TDA/TDAH
- Autismo
- Depressão e transtorno bipolar.

Deficiências nutricionais

Como a sensibilidade ao glúten e a doença celíaca afetam o intestino delgado, existe uma associação com as deficiências nutricionais. Além de deficiências de vitaminas e minerais específicos, as pessoas podem ter:

- Anemia
- Osteoporose, osteopenia ou osteomalácia

Condições neurológicas

Algumas condições neurológicas estão associadas à sensibilidade ao glúten e à doença celíaca, entre elas: epilepsia e calcificações no cérebro; defeitos no cérebro e na espinha dorsal (em recém-nascidos cujas mães foram diagnosticadas com doença celíaca e consumiam glúten); problemas neurológicos, como ataxia,neuropatia, formigamento,convulsões e miopatia ocular.

Outras condições

Várias outras condições estão comumente associadas à doença celíaca, incluindo: câncer (em especial linfoma intestinal); síndrome de Down; hemorragia interna; mau funcionamento dos órgãos (da vesícula biliar, do fígado, do baço ou do pâncreas); defeitos no esmalte dos dentes; fibrose cística.

LEMBRE-SE

O diabetes do tipo 1 e a doença celíaca, em geral, andam de mãos dadas. Cerca de 6% das pessoas com diabetes do tipo 1 têm doença celíaca, mas muitos não sabem disso. As pessoas com doença celíaca e diabetes do tipo 1 acham que administrar os níveis de açúcar no sangue é mais fácil do que fazerem uma dieta sem glúten.

DICA

Quanto mais cedo na sua vida iniciar uma dieta sem glúten, menor será o risco de desenvolver as condições associadas. E, às vezes, os sintomas de outras doenças autoimunes, como esclerose múltipla, melhoram com uma dieta sem glúten.

Vivendo com a saúde comprometida

Você pode estar se sentindo perfeitamente saudável. Talvez você seja *assintomático* (ou seja, não apresenta sintomas visíveis) ou apresente sintomas tão brandos que quase nem percebe. Porém, caso tenha sensibilidade ao glúten ou doença celíaca e continuar a consumir glúten, com certeza estará comprometendo a sua saúde. O seu organismo será privado de nutrientes importantes, necessários para o seu funcionamento adequado e para continuar forte.

Muitas pessoas dizem que elas não percebiam como se sentiam mal até retirarem o glúten de suas vidas. Então, elas tiveram uma melhora tão significativa que perceberam que o fato de consumir glúten comprometia a saúde, e elas nem mesmo se davam conta disso.

A Melhora Começa no Primeiro Dia

Uma das coisas mais legais de viver sem glúten quando se tem sensibilidade ao glúten ou doença celíaca é que você começa a melhorar no instante em que inicia a dieta.

A maioria das pessoas começa a se sentir melhor de imediato; outras levam meses para melhorar; e outras sentem-se bem no começo, entretanto sofrem uma recaída após alguns meses de dieta. Todas estas respostas são normais durante o processo de cura do seu organismo, e a longo prazo, você pode esperar uma melhoria na saúde de inúmeras maneiras, que você nunca havia imaginado.

Embora a maior parte, se não todas, das lesões no intestino provocadas pelo glúten sejam reversíveis, alguns dos problemas de má nutrição e má absorção prolongadas, tais como baixa estatura e ossos fracos podem ser mais duradouros ou até mesmo terem efeitos permanentes. Esta é uma das razões pelas quais detectar a sensibilidade ao glúten ou a doença celíaca logo é importante – dessa forma é possível pegar alguns atalhos pelo caminho no sentido de se recuperar.

Capítulo 3

Analisando a Doença Celíaca de Perto

Neste Capítulo

- Analisando a frequência da doença celíaca
- Examinando as causas
- Revendo os efeitos da doença celíaca em seus intestinos
- Compreendendo a relação entre glúten e a dermatite herpetiforme

A sensibilidade ao glúten e a doença celíaca são parecidas em vários aspectos: sintomas, tratamento e talvez até mesmo em relação a alguns métodos de exames. No entanto, como a sensibilidade ao glúten não está tão bem definida quanto a doença celíaca, neste capítulo enfoco a doença celíaca.

Três aspectos da doença celíaca a tornam unicamente contraditória e intrigante. Estes fatores estão inter-relacionados, por isso é necessário analisar esta complexa condição mais de perto:

A doença celíaca é bastante comum, porém raramente diagnosticada;

- Se permanecer não diagnosticada, ela pode comprometer a sua saúde ao extremo;
- É tratada por completo apenas com uma dieta.
- Mas com qual frequência ela aparece? Bem, já que você perguntou...

Apresentando uma das Doenças Genéticas Mais Comuns da Humanidade

A doença celíaca ocorre em quase 1% da população e é uma das doenças genéticas mais comuns da humanidade. De acordo com o *Center for Celiac Research* (Centro de Pesquisas para Celíacos), os números dividem-se da seguinte maneira:

- Uma em cada 133 pessoas possui doença celíaca (a maioria desconhece o fato).
- Entre as pessoas com sintomas "clássicos", a incidência é de 1 em 40.
- Para pessoas com pais ou irmãos com a doença, a incidência é de 1 em 20.
- Para pessoas que têm uma tia, tio, avós, ou primo(a) de primeiro grau com doença celíaca, a incidência é de 1 em 40.

A fim de colocar estes números em perspectiva, a doença celíaca é mais comum do que a doença de Crohn, colite ulcerativa, esclerose múltipla, mal de Parkinson e fibrose cística juntas. Veja a Tabela 3-1 para uma comparação entre a doença celíaca e as outras.

Tabela 3-1 Incidência de Doenças Genéticas Comuns nos Estados Unidos

Doença	*Número Estimado de Pessoas*
Doença celíaca	3 milhões (`www.celiaccenter.org`)
Epilepsia	2,7 milhões (`www.epilepsyfoundation.org`)
Doença de Parkinson	1 milhão (Fundação da Doença de Parkinson)
Mal de Alzheimer	4,5 milhões (Associação do Alzheimer)
Colite Ulcerativa	500.000 (Fundação de Colite e Doença de Crohn da América)

Tabela 3-1 Incidência de Doenças Genéticas Comuns nos Estados Unidos

Doença	*Número Estimado de Pessoas*
Doença de Crohn	500.000 (Fundação de Colite e Doença de Crohn da América)
Esclerose Múltipla	300.000 (Centro Nacional de Estatísticas de Saúde)
Fibrose Cística	30.000 (Instituto Nacional de Diabetes & Doenças Digestivas e Renais)

As pessoas costumam se perguntar: se a doença celíaca é tão comum, por que mais pessoas não a têm? Elas têm! Apenas não sabem ainda que têm (e podem nunca saber).

Identificando Quem Desenvolve a Doença Celíaca e Por Quê

Não há nenhuma maneira de saber quem vai desenvolver a doença celíaca. O que os médicos *realmente* sabem é que você precisa de pelo menos três coisas para desenvolver a condição: predisposição genética; uma dieta que inclua glúten; algo no ambiente que a acione.

Mesmo possuindo estas três condições, pode ser que você nunca desenvolva a doença celíaca. No entanto, se uma destas três condições não estiverem presentes é possível afirmar que você não desenvolverá a doença celíaca (mas ainda assim poderá ter sensibilidade ao glúten).

A doença celíaca não faz discriminações, sendo encontrada em todas as raças e nacionalidades. Pensava-se que era mais comum em pessoas com descendência do norte da Europa, no entanto esta diferenciação vem diminuindo à medida que os povos se tornam cada vez mais miscigenados e diversificados.

Está nos genes

Ninguém conhece todos os genes envolvidos no desenvolvimento da doença celíaca, entretanto, os pesquisadores conhecem os dois atores principais: HLA DQ2 e HLA DQ8. Não é necessário ser portador de ambos – apenas um deles é suficiente – e o DQ2 é o que aparece com mais frequência em pessoas com doença celíaca.

No entanto, cerca de um terço da população em geral possui estes genes e não desenvolve a doença – portanto, saber se você tem estes genes é de fundamental importância se quiser eliminar a possibilidade de desenvolver esta doença. Em outras palavras, se você for portador dos genes, poderá ou não desenvolver a doença celíaca. Porém, se não tiver nenhum destes genes, existe 99% de chances de não desenvolvê-la (o que sempre me faz pensar a respeito daqueles 1%!). Tenha em mente também, que se você não for portador destes genes, mesmo assim ainda poderá ter sensibilidade ao glúten, mesmo não tendo doença celíaca.

Acionando a doença celíaca: o que faz com que isto aconteça

As pessoas usam a palavra *acionar* em dois sentidos quando falam da doença celíaca. O primeiro se refere ao glúten, que é o agente "acionador", provocando uma resposta do sistema imunológico do organismo. O tipo de acionamento a que me refiro agora é o ambiental, aquele que "liga o interruptor", por assim dizer, e ativa a doença celíaca no organismo.

A maioria das pessoas tem uma ideia bem clara de quando a doença celíaca foi acionada porque em muitos casos elas eram, em termos relativos, saudáveis, e de repente, *bum!* Seus sintomas apareceram "do nada", e elas não tem a mínima ideia dos motivos.

Os acionadores mais comuns incluem:

- Gravidez
- Cirurgia

- Acidente de carro ou outros ferimentos físicos
- Divórcio, perda de emprego, morte na família ou um trauma emocional
- Doenças

Compreendendo a Doença Celíaca e o que Ela Provoca no Organismo

A doença celíaca é uma *doença autoimune* (onde o sistema imunológico ataca o próprio organismo) e que é ativada quando uma pessoa consome glúten. Para ajudá-lo a compreender com exatidão o tipo de dano causado, faço uma rápida revisão a respeito da anatomia do corpo humano, focando especificamente no trato gastrointestinal. A análise é resumida e fácil de ser compreendida, e prometo que não haverá uma prova surpresa depois.

Como o seu intestino deveria funcionar

Você tem intestinos, mas sabe como eles funcionam? Posso dar uma ajuda neste ponto. Pulando cerca de dúzias de passos importantes, começarei minhas explicações na parte superior do intestino delgado. A comida já foi mastigada, engolida, passou pelo estômago e foi quebrada por enzimas transformando-se em nutrientes que o organismo usará para se nutrir.

O intestino delgado possui saliências em sua parede interna, pequenas rugosidades, que são denominadas de *vilosidades*. A função das vilosidades, mostradas na Figura 3-1, é a de aumentar a área da superfície do intestino a fim de obter mais espaço para absorver os nutrientes importantes.

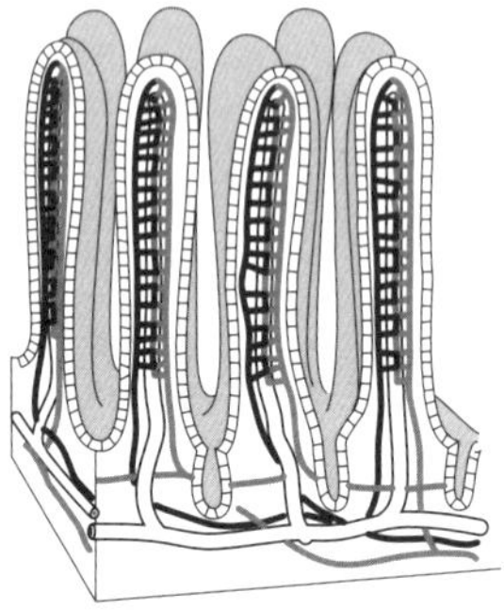

Figura 3-1: As vilosidades do intestino delgado.

Em essência, a parte interna do intestino delgado é formada por uma parede sólida. Todas as células nesta área estão ligadas por *junções apertadas*. Quando o organismo está pronto para absorver os nutrientes, estas junções abrem espaço entre as células e deixam as coisas boas passarem – mas mantêm as coisas maiores e ruins, como as toxinas, do lado de fora.

Como estas junções apertadas sabem o quanto devem abrir? Elas possuem uma companheira de batalha chamada *zonulina*. A zonulina é uma proteína – seu papel é o de servir como porteiro, abrindo as junções apertadas o suficiente apenas para deixar passar as coisas boas e manter as coisas ruins de fora.

Como seu intestino funciona quando tem doença celíaca

Quando alguém com doença celíaca consome glúten, tudo vai bem até que o glúten chegue ao intestino delgado.

A primeira coisa que acontece de errado neste ponto é que o trigo faz com que o organismo – de todos os indivíduos, não apenas dos celíacos – produza uma quantidade exagerada de *zonulina*. Este excesso de zonulina faz com que as junções entre as células do intestino delgado se abram demais, e a próxima coisa que acontece é uma festa na corrente sanguínea, com todo o tipo de coisa que não devia estar lá – substâncias como toxinas e fragmentos de glúten.

Quando coisas que, habitualmente, não deveriam passar atravessam as paredes do intestino, ocorre a condição chamada *síndrome do intestino permeável.*

Portanto, agora, graças ao excesso de zonulina liberada pelo consumo de glúten, fragmentos de glúten conseguiram chegar até a corrente sanguínea. Em pessoas com doença celíaca, o organismo vê os fragmentos de glúten como invasores – toxinas que não deveriam estar lá. Assim, ele inicia um ataque maciço contra estes invasores, no entanto, no processo o organismo também acaba atacando a si mesmo – e é por isso que a doença celíaca é chamada de *resposta autoimune.*

PAPO TÉCNICO

Uma *doença autoimune* é aquela em que o sistema imunológico do organismo produz anticorpos que reagem contra tecidos normais e saudáveis (em vez de reagir somente contra vírus e bactérias), provocando, dessa forma, inflamações e danos. Não há nada igual a doença celíaca, pois ela é a única doença autoimune em que se conhece o sistema que aciona a resposta. Uma pesquisa da *American Autoimmune Related Diseases Association* (Associação Americana de Doenças Autoimunes) descobriu que 45% das pessoas diagnosticadas com doenças autoimunes eram, a princípio, classificadas como hipocondríacas porque os médicos achavam que elas imaginavam os sintomas.

De modo mais específico, o organismo ataca as vilosidades presentes na parede do intestino delgado. Como as vilosidades acabam sendo destruídas – *atrofiadas* é o termo técnico – elas não conseguem mais ser tão efetivas na absorção dos nutrientes. É por isso que ocorrem *má absorção* (absorção pobre de nutrientes) e deficiências nutricionais em pessoas com doença celíaca que continuam a consumir glúten.

Como o alimento está apenas passando sem ser absorvido da forma como deveria, às vezes ocorre a diarreia. Mas pense numa coisa: o intestino delgado tem cerca de seis ou sete metros de comprimento, e os danos da doença celíaca começam na parte superior – portanto há *bastante* intestino delgado para compensar a parte lesionada que é incapaz de fazer o seu trabalho. Isto significa que quando a diarreia aparece, certamente você já está muito doente.

E agora vamos à prova surpresa. Rá! Brincadeirinha! Na verdade, esta liçãozinha não foi tão ruim assim, foi? E pense no sucesso que fará em festinhas agora que é capaz de entreter seus amigos em discussões sobre vilosidades, zonulina e síndrome de intestino permeável.

A Dermatite Herpetiforme

A *dermatite herpetiforme* (vou me referir a ela como DH daqui para frente) é uma severa irritação de pele que causa coceira e bolhas, normalmente chamada de "irmã" da doença celíaca. Todo mundo que tem DH tem doença celíaca (porém, o contrário não é verdade). Seus sintomas são, na maioria das vezes, apenas externos – na pele – entretanto, cerca de 20% das pessoas com DH também possuem sintomas intestinais. Uma dieta sem glúten melhora e pode até acabar com o problema por completo.

De modo geral, as lesões começam com grupos de protuberâncias vermelhas com pequenas bolhas em cima, mas coçam tanto que as pessoas acabam estourando as bolhas, que então forma uma casquinha. É mais comum aparecerem nos cotovelos, joelhos, nádegas, atrás do pescoço e no couro cabeludo, mas também podem surgir no rosto, tronco e em outras partes dos braços e das pernas.

O tratamento consiste em uma dieta estritamente isenta de glúten. Em alguns casos, os médicos receitam remédios baseados em sulfa aos pacientes com DH, como por exemplo, dapsona ou sulfapiridina, mas os médicos precisam, primeiro, realizar exames de enzimas a fim de evitar problemas de intoxicação por causa dos remédios. De forma ideal, os pacientes podem diminuir o uso de medicamentos à medida que sararem com a dieta sem glúten. Caso a dieta não ajude, pode ser necessário evitar outros alimentos e produtos químicos, também. O iodo pode ser um problema, e é encontrado em mariscos e no sal de cozinha. Algas marinhas (encontradas em algumas pastas de dentes e em algumas comidas orientais) e iodeto de potássio (usado como expectorante em remédios para tosse) podem trazer problemas, assim como agentes anti-inflamatórios não esteroides (NSAIDS), encontrados em remédios contra dor e febre adquiridos nas farmácias sem a necessidade de receita médica.

Capítulo 4

Entendendo as Regras Básicas da Dieta Sem Glúten

Neste Capítulo

- Compreendendo o que é o glúten;
- Sabendo o que você pode ou não comer;
- Conhecendo os superalimentos e outras coisas de que você pode nunca ter ouvido falar;

Independente de você ser recém-chegado ao maravilhoso mundo da vida sem glúten ou alguém muito experiente que não consome glúten há muitos anos, este capítulo traz informações sobre a dieta sem glúten que poderão surpreendê-lo.

A dieta parece ser tão fácil: o glúten está presente no trigo, no centeio e na cevada – portanto, basta evitar estes alimentos, certo? Se a dieta fosse tão fácil assim, eu estaria me despedindo com "Fim" ou "Com amor, Danna" agora mesmo, e o livro estaria terminado. Não, a dieta não é tão simples assim, graças aos aditivos, aromatizantes, derivados, espessantes, aglutinadores e outros termos sofisticados que são apenas eufemismos para "coisas que podem conter glúten".

A boa notícia é que a lista de coisas que você pode comer é bem mais longa do que a lista do que você não pode. É claro, vai ter de dizer adeus à sua pizza, juntamente com o croissant, o pão, os biscoitos, brownies, bolos e – sim, senhor – a cerveja (pelo menos, às versões que você está acostumado).

Não importa a sua graduação na escala "esta-dieta-está-me-deixando-maluco", este capítulo é fundamental porque traz as orientações básicas da dieta livre de glúten. Descrevo o que contém e o que não contém glúten e por que às vezes é necessário questionar algum produto. Apresento alternativas sem glúten de que você nunca deve ter ouvido falar. Falo também sobre itens não alimentícios com os quais você precisa ou não se preocupar, tais como cremes dentais, bebidas alcoólicas, remédios e produtos de uso externo, como loções e xampus.

Na dúvida, não se arrisque

Posso afirmar, sem sombra de dúvida, que em algum momento você se verá em uma situação em que vai ficar em dúvida se um produto contém ou não glúten; está em um restaurante ou em uma festa e não tem a menor ideia do que há na comida, o rótulo não é claro, não há rótulos à vista ou você desconhece metade das palavras presentes no rótulo. E se você não tiver sua cópia amiga do *Vivendo Sem Glúten Para Leigos* por perto, poderá sentir-se tentado a consumir coisas que poderão colocá-lo em uma situação difícil.

O processo óbvio nestas situações, em geral, é o seguinte:

Eu não sei se isso tem glúten ou não, mas parece ser muito gostoso. Não parece que tem glúten aqui. Sendo assim, como não *sei* se ele *não* é bom, acho que tudo bem eu comê-lo. Hummmm. Estava uma delícia. Não parecia que tinha glúten aqui... Por favor, onde fica o banheiro?

Não faça isso. Se precisa de um lembrete daquilo que está causando ao seu organismo quando consome glúten, veja o Capítulo 2, que fala sobre as condições associadas e as sérias complicações que podem se desenvolver se tiver sensibilidade ao glúten ou doença celíaca e ingerir glúten, mesmo que seja de vez em quando.

LEMBRE-SE: Mesmo que os seus sintomas sejam leves ou inexistentes, os danos provocados pelo glúten – mesmo que em pequenas quantidades – podem ser severos.

É muito melhor prevenir do que remediar, portanto siga esta regra de bom senso: na dúvida, não se arrisque.

Definindo o Que É Glúten para Que Possa Evitá-lo

Você precisa saber o que é glúten – e não é só para ser o centro das atenções em uma festa, dando início a conversas estimulantes que começam com falas audaciosas como: "O que você acha mais difícil de evitar? Gliadina, hordeína ou secalina?". Não, você precisa saber sobre glúten para poder evitá-lo (o glúten, não o papo furado). A definição deste termo é tão confusa que é difícil apresentar uma definição tecnicamente correta de glúten, mas vou tentar.

Glúten é o que os cientistas chamam de proteína de armazenamento, o que os padeiros chamam de ingrediente presente no trigo, responsável pela elasticidade da massa, e aquilo que alguns novatos na dieta sem glúten lastimam a perda. O glúten é um grupo de proteínas que, tecnicamente, vem do trigo e somente do trigo.

A ideia de que o "trigo, a cevada e o centeio (e talvez a aveia), contêm glúten" pegou, e mesmo que ela não seja tão correta assim, ela *é* amplamente aceita hoje em dia. No que concerne a este livro, vou me ater a esta ideia, também.

LEMBRE-SE

Sem trigo não significa *sem glúten*. Uma coisa pode não conter trigo, mas mesmo assim, conter malte (derivado da cevada), de modo que não estará isenta de glúten.

Reconhecendo de Cara os Alimentos Sem Glúten

Tenha em mente que é necessário se familiarizar com uma série de ingredientes quando estiver aprendendo os meandros de uma dieta sem glúten.

A razão pela qual a dieta sem glúten pode parecer confusa no início é que os "derivados" de grãos podem conter glúten. Sendo assim, é claro, alimentos processados – que contêm temperos, aditivos e aromatizantes – talvez contenham ingredientes que levantem dúvidas.

Mas dividir os alimentos entre aqueles que, em geral, contêm glúten e os que não contêm não é muito difícil. Tenha em mente que estas listas variam e servem apenas para se ter um ponto de partida. Você poderá encontrar listas atualizadas de alimentos seguros, proibidos e questionáveis em `www.acelbra.org.br ou www.celiac.com` (em inglês).

Grãos proibidos

Não começarei pelos grãos proibidos por ser pessimista – começo por eles porque a lista é bem menor do que a lista de grãos que você pode consumir. Aqui estão os grãos que é preciso evitar em uma dieta sem glúten:

- Cevada
- Aveia (por conta de problemas de contaminação)
- Triticale (um híbrido entre trigo e centeio)
- Centeio
- Trigo

É necessário evitar (ou pelo menos questionar) qualquer produto com a palavra trigo contida nele. Isto inclui proteína hidrolisada de trigo, amido de trigo, gérmen de trigo e assim por diante. O broto de trigo, no entanto, como todas as gramíneas, não contém glúten (porém, veja o box mais adiante, "Gramíneas, brotos, bagas e farelos", para ter certeza de que você não estará lidando com contaminações advindas de brotos). Aqui estão mais alguns detalhes extras para se ter em mente:

- Amido de trigo, na verdade, é o trigo que teve a parte do glúten removida. Em alguns países, um tipo especial de amido de trigo chamado amido de trigo do Codex Alimentarius é permitido na dieta livre de glúten – entretanto, não é permitido na América do Norte porque algumas pessoas questionam se o processo de eliminação remove o glúten residual por completo. O triticale é um grão criado pelo homem – um híbrido resultante do cruzamento entre trigo e centeio. Seus inventores desenvolveram o triticale com o intuito de combinar a produtividade do trigo com a rusticidade do centeio, e não apenas para adicionar outro grão à sua lista de alimentos proibidos. E falando de forma relativa, ele é bem nutritivo para pessoas que podem comer glúten (mas espere até conhecer os "grãos alternativos" no próximo tópico!).

- O trigo possui diversos nomes e variedades. Tome cuidado com os sinônimos como *farinha, bulgur, semolina, espelta, frumento, trigo-duro, kamut, trigo integral, farinha de graham, einkorn, farina, cuscus, seitan, matzoh, matzah, matzo* e *farinha para bolo.* Normalmente indicada como "alternativa para o trigo", a espelta é tanto uma alternativa para o trigo quanto eu sou uma alternativa para um ser humano. Ela não está isenta de glúten nem de longe.
- O trigo não é mais o que costumava ser. Na verdade, em um esforço para baixar os custos dos produtos comerciais assados, e tornar o trigo um pouco mais nutritivo para os países para os quais os EUA exportam, fazendeiros ambiciosos encontram formas de cruzamento de tipos de trigo o que faz com que ele contenha mais glúten do que nunca.
- Derivados de grãos que contêm glúten também não são permitidos nesta dieta. Você poderá encontrar uma lista completa em `www.acelbra.org.br` ou `www.celiac.com` (em inglês), no entanto os derivados mais comuns que você precisa evitar são o malte, que em geral, vem da cevada. Evite malte, aromatizante de malte e vinagre de malte. Se o malte for derivado de outra fonte, como do milho, isto normalmente aparecerá no rótulo. Porém, se não estiver especificado, não consuma o produto.

Grãos e amidos que podem ser consumidos com segurança

Há inúmeras opções em termos de grãos e amidos que não contêm glúten. Mesmo que seja muito experiente, tendo vivido vários anos sem consumir glúten, aposto que alguns destes alimentos devem ser novidade.

Amaranto

Araruta

Feijões

Trigo sarraceno/ sêmola/ kasha (trigo sarraceno torrado)

Grão-de-bico (gravanço, farinha de grão-de-bico)

Milho

Garfava;

Lágrima-de-Jó

Algaroba (pinole)

Painço

Montina

Aveias (porém, elas podem estar contaminadas com trigo e outros grãos)

Batata

Quinua (ou quinoa)

Ragi (milheto indiano);

Arroz

Sorgo

Soja

Mandioca (aipim, macaxeira)

Inhame

Teff

Outros alimentos que, normalmente, não contêm glúten

Em geral, estes alimentos não contêm glúten (serve para alimentos puros, sem temperos, outros aditivos ou produtos processados):

Feijões

Laticínios

Ovos

Peixes

Frutas

Leguminosas

Carne

Castanhas

Aves

Frutos do mar

Verduras e legumes

LEMBRE-SE

Os alimentos listados aqui não contêm glúten ao natural. É possível comprar produtos especiais como biscoitos, bolos, brownies, pães, bolachas de água e sal, pretzels e outros produtos feitos com ingredientes sem glúten. Falo mais sobre estes produtos e onde comprá-los no Capítulo 8, que trata de compras.

Alimentos que, em geral, contêm glúten

A indústria de alimentos oferece variedades especiais sem glúten de alguns alimentos, e estas versões sem glúten obviamente, não o contêm. Entretanto, a menos que você compre produtos especiais, pode-se garantir que os seguintes alimentos contêm glúten:

Cerveja;

Pão, farinha de rosca, biscoitos;

Cereais;

Hóstia;

Cookies, bolos, bolinhos, rosquinhas, muffins, pães doces, massa de torta, brownies e outros produtos assados;

Pão de milho;

Biscoitos de água e sal;

Croutons;

Caldos de carne (industrializados), molhos em geral;

Imitações de frutos do mar (por exemplo, kanikama);

Balas de alcaçuz;

Marinados (como teriyaki);

Massa;

Massa de Pizza;

Pretzels;

Molho de soja;

Recheios;

Explorando Grãos Alternativos e Superalimentos

Quando se trata de grãos além do milho, do trigo e do arroz, a maioria das pessoas não consegue distinguir cevada de triguilho. Na verdade, existe um mundo enorme de grãos nutritivos prontos para serem explorados, muitos dos quais não contêm glúten, são deliciosos e têm alto valor nutritivo.

Eles são chamados de "grãos alternativos", embora muitos nem sejam grãos. Em vez disso, são gramíneas, sementes ou flores. Da mesma forma, as pessoas as chamam de *superalimentos* porque são alimentos *super* nutritivos. Dê uma olhada em alguns destes grãos alternativos e descubra um mundo totalmente novo de superalimentos sem glúte*n*.

Durante anos, espalhou-se um boato de que alguns destes grãos alternativos não eram seguros para pessoas com sensibilidade ao glúten ou doença celíaca. Estes alimentos, de fato, não contêm glúten. Algumas pessoas podem ter tido reações a estes grãos (como teriam em relação ao milho, à soja ou outros agentes alergênicos ou alimentos em relação aos quais elas poderiam apresentar sensibilidade), porém não é uma reação ao glúten. Entretanto, independente do alimento conter glúten ou não, se ele fizer você passar mal, não coma!

Amaranto

Cheio de fibras, ferro, cálcio e outras vitaminas e minerais, o amaranto também possui alto teor dos aminoácidos lisina, metionina e cisteína, além de ser uma excelente fonte de proteínas. O amaranto é um grão parecido com uma pedrinha, e ele não é somente nutritivo, também é delicioso, com um sabor agradável meio picante e intensamente amendoado.

O amaranto não é um cereal de verdade, mas é parente do beldro e das flores ornamentais chamadas de *crista-de-galo*. As pessoas o cultivam não só por causa das sementes, mas também por causa das folhas, que podem ser cozidas e consumidas como salada. O amaranto pode ser moído ou torrado, o que lhe confere um aroma extra. É possível, inclusive, estourar algumas variedades como se fossem pipoca, cozinhar e comê-las como cereal; usá-las em sopas e granolas ou como acompanhamentos. Você sempre deve cozinhar o amaranto antes de consumi-lo porque, da mesma forma que acontece com outras sementes comestíveis, ele contém componentes que podem inibir a absorção adequada de determinados nutrientes.

Araruta

Um amido nutritivo e de fácil digestão, a araruta é um pó branco e fino com aparência e textura semelhantes ao amido de milho. A pasta translúcida não tem gosto de nada e se transforma em um gel quase transparente. Você pode usar araruta em pratos sem glúten ou como agente espessante a fim de substituir o amido de milho, embora ela engrosse a uma temperatura mais baixa do que o amido de milho ou a farinha, e sua consistência não dure muito depois de cozida. Os grãos superfinos são digeridos com facilidade, tornando a araruta um alimento totalmente "neutro". Na verdade, o biscoito de araruta é um dos primeiros alimentos sólidos que os bebês podem comer de forma segura (mas cuidado – é comum os fabricantes adicionarem farinha de trigo aos biscoitos de araruta, portanto eles não estão isentos de glúten).

Trigo sarraceno (soba)

Rico em lisina, um aminoácido não presente em muitos grãos tradicionais, o trigo sarraceno contém vários outros tipos de aminoácidos – na verdade, este grão tem uma alta proporção dos oito aminoácidos essenciais que o organismo não produz, porém necessita para continuar funcionando. Neste sentido, o trigo sarraceno está próximo de ser uma proteína completa em relação a muitos outros tipos de plantas. Além disso, possui alto teor de vitamina B, assim como dos minerais: fósforo, magnésio, ferro, cobre, manganês e zinco. É também uma excelente fonte de ácido linoleico, um ácido graxo essencial.

O trigo sarraceno branco integral é naturalmente seco e com um sabor delicado, o que o torna um bom substituto para o arroz ou a massa. Quando os grãos de trigo sarraceno são torrados, eles são denominados de *kasha,* que possui uma coloração castanha escura, sabor amendoado e um leve cheiro de queimado. Os cozinheiros, em geral, usam o trigo sarraceno em panquecas, biscoitos e muffins – entretanto, fique ciente de que os fabricantes combinam o trigo sarraceno com trigo em seus produtos, portanto, é necessário ler os rótulos com cuidado antes de comprar produtos feitos de trigo sarraceno. No Japão, as pessoas costumam preparar o *soba* com o trigo sarraceno, um macarrão que, às vezes – mas nem sempre – contém farinha de trigo.

Algaroba (pinole)

A maioria das pessoas conhece algaroba como um tempero utilizado em grelhados, que torna a comida adocicada e com um gosto defumado. Entretanto, a algaroba foi um produto básico dos americanos nativos durante milhares de anos. A partir de suas flores perfumadas e adocicadas produz-se uma substância parecida com o mel, e a vagem produz um alimento que, quando moído, recebe o nome de *pinole*. A farinha de algaroba tem baixo índice glicêmico (possui índice 25 – veja o Capítulo 6 se quiser saber o que esta classificação significa), tornando-a propícia para o controle dos níveis de açúcar no sangue. Além do mais, fibras solúveis nas sementes e vagens retardam a absorção dos nutrientes, o que também ajuda a administrar o nível de açúcar no sangue.

As vagens doces e as sementes são uma boa fonte de fibras, cálcio, manganês, ferro e zinco. Da mesma forma, são ricas em proteínas e contêm o aminoácido lisina, que não está presente em muitos grãos tradicionais. A farinha de algaroba não só estabiliza o nível de açúcar no sangue, como também tem um ótimo sabor, é adocicada, um tanto quanto amendoada e lembra um pouco o melaço.

Existem misturas que combinam algaroba com outras farinhas sem glúten, o que torna muito fácil criar guloseimas sem glúten com esta farinha sem igual.

Painço

O painço não é um grão mas, na verdade, um capim com sementes pequenas, redondas, brancas e amarelas que aumentam de tamanho quando cozidas. O painço fornece mais porções por quilo do que qualquer outro grão.

Está repleto de vitaminas, minerais e outros nutrientes. Rico em ferro, magnésio, fósforo e potássio, ele também tem muita fibra e proteínas, além de vitaminas do complexo B incluindo niacina, tiamina e riboflavina. É mais alcalino (de pH mais alto – falo mais sobre alimentos ácidos e básicos no Capítulo 6) do que muitos grãos tradicionais, e é digerido com facilidade.

Montina (arroz do morro)

A montina ou arroz do morro constituía uma base da dieta nas culturas americanas nativas do sudoeste dos EUA até o Canadá há mais de sete mil anos atrás. Muito robusto, a *montina* foi uma boa substituta durante os anos em que a colheita do milho não era bem-sucedida ou quando havia pouca caça disponível. De sabor marcante, contém muita fibra e proteínas.

Quinua (quinoa)

A quinua – ou quinoa – é mais uma que não é na verdade um grão; na verdade, ela é uma fruta e tem parentesco com a ançarinha branca. A *National Academy of Science* (Academia Nacional de Ciências) descreve a quinua como "a fonte de proteína do reino vegetal mais próxima da perfeição".

Como outros superalimentos e grãos alternativos, a quinua está repleta de lisina e de outros aminoácidos que a tornam uma proteína completa. Também é rica em fósforo, cálcio, ferro, vitamina E e diversas vitaminas do complexo B, além de fibras. A quinua, em geral, tem cor amarelo claro, porém também pode ser rosa, laranja, vermelha, roxa e preta.

Como os grãos não cozidos estão recobertos de *saponina* – uma coisa grudenta, de sabor amargo que atua como um repelente natural de insetos – é necessário lavar bem a quinua antes de cozinhá-la. A maior parte da quinua adquirida no supermercado já vem lavada.

Sorgo

O sorgo é um dos grãos mais antigos conhecidos (e não é um cereal de verdade), e vem sendo uma das principais fontes de nutrientes na África e na Índia há séculos. Nos dias de hoje, cultivado nos Estados

Unidos, o sorgo entusiasma as pessoas por ser uma fibra insolúvel e que não contém glúten, e é com certeza mais conhecido pelo xarope, extraído de uma de suas variedades.

Como a proteína e o amido do sorgo são digeridos de forma mais lenta do que os de outros cereais, ele pode ser benéfico para os diabéticos (e saudável para qualquer pessoa). É rico em ferro, cálcio e potássio, e os médicos costumavam receitá-lo como suplemento para pessoas com baixo nível destes nutrientes.

Os fãs do sorgo falam de seu sabor neutro e de sua cor clara, que não alteram o gosto ou a aparência dos alimentos ao ser utilizado no lugar da farinha de trigo. Muitos cozinheiros sugerem combinar o sorgo com a farinha de soja. Pode ser fermentado e usado em bebidas alcoólicas.

Teff

O teff é pequeno, mas uma verdadeira fonte de nutrientes. É o menor dos grãos que não são cereais, e o seu nome significa "perdido", porque se você derrubá-lo no chão, é provável que não será mais capaz de encontrá-lo.

Uma opção é cozinhar o grão inteiro e servi-lo com frutas picadas ou como cereal no café da manhã, com manteiga e açúcar mascavo por cima. Outra opção é adicionar a farinha de teff em produtos que vão ao forno para conferir um sabor único e dar uma turbinada nos nutrientes.

Se você já ouviu falar de teff, com certeza foi associado à *injera*, um pão fermentado tradicional, de textura esponjosa e sabor de levedo. Tratado como um utensílio comestível, a injera é utilizada para colocar sucos e sopas, e até mesmo como uma espécie de "colher" para carne. Tome cuidado, porém, pois a injera tradicional contém farinha de trigo misturada.

Checando os Ingredientes Duvidosos

A dieta fica um pouco mais complicada quando você não sabe que comida é quase sempre livre de glúten ou cheia de glúten. Neste tópico, mostro os itens que devem ser checados e discuto alguns dos alimentos antes duvidosos, mas que, na atualidade, já se sabe que não contêm glúten.

Sabendo quais alimentos devem ser investigados

É claro que para estar seguro, é preciso investigar tudo. Chá, por exemplo – nunca vi nenhum chá com glúten até pouco tempo atrás, quando por acaso li um rótulo e achei: malte de cevada.

Descobrir o malte foi fácil porque o rótulo listava, de modo muito claro, o que continha glúten. No entanto, alguns ingredientes não são tão fáceis porque podem ou não conter glúten. No caso destes ingredientes, é preciso analisar com mais cuidado a pergunta "tem ou não tem?" Falo bastante deste tema no Capítulo 5.

Os ingredientes necessários de serem questionados incluem:

- Xarope de arroz integral
- Agentes de massa;
- Saborizantes e aromatizantes naturais
- Temperos e misturas de condimentos
- Estabilizadores
- Amidos (em remédios)

Estes ingredientes nem sempre contêm glúten. Na verdade, isso é até bem raro. No entanto, de acordo com o Código de Normas Federais do *Departamento de Administração de Drogas e Alimentos dos EUA*, eles *podem* conter glúten, portanto, por segurança, é necessário verificar.

DICA

Graças às novas leis para rotulagem de produtos, existem bem menos ingredientes "questionáveis". Agora os fabricantes precisam indicar, de forma bem clara, se um produto contém trigo.

Colocando um ponto final na controvérsia em relação a determinados alimentos

As pessoas costumavam questionar determinados ingredientes, que faziam parte da lista "é preciso investigar melhor". Estas pessoas questionavam os ingredientes por causa de boatos, informações incorretas e mal-entendidos. Isto ocorria por causa dos rótulos ambíguos. Porém, hoje em dia, graças às novas leis e a pesquisas mais definitivas, os seguintes ingredientes não são mais duvidosos:

Álcool (destilado)

Corante caramelo

Ácido cítrico

Dextrina

Extratos aromatizantes

Proteína de planta hidrolisada (HPP)

Proteína vegetal hidrolisada (HPV)

Maltodextrina (exceto em remédios)

Amido alimentar modificado

Mono e diglicerídeos

Amidos (em alimentos)

Baunilha e extrato de baunilha

Vinagre (exceto vinagre de malte)

Planta do trigo

Levedura (exceto os usados em bebidas alcoólicas).

O status de isento de glúten destes ingredientes aplica-se aos ingredientes produzidos nos EUA e no Canadá. Outros países podem ter processos diferentes de fabricação.

Papo sobre Álcool: Escolhendo Bebidas Alcoólicas

Em quase todas as palestras que faço, depois de cerca de cinco minutos explicando a dieta, alguém levanta o braço com um olhar do tipo "por favor não me diga isso", e eu já posso prever a pergunta: "Cerveja não tem glúten... Não é?" Sim, tem.

Muitas bebidas alcoólicas não contêm glúten – e se você tentar, poderá até mesmo encontrar cerveja sem glúten.

Bebidas alcoólicas permitidas

A lista de bebidas alcoólicas que não contêm glúten é bem maior do que a de proibidas. Além destas, outras formas de bebidas alcoólicas podem não ter glúten, porém, a lista cobre o básico:

- Bourbon (uísque de milho do Kentucky)
- Conhaque
- Sidra (algumas contém cevada, portanto tenha cuidado)
- Conhaque;
- Gim
- Rum
- Schnapps
- Tequila
- Vodca
- Uísque (como Crown Royal e Jack Daniels)
- Vinho (e espumante ou champanhe).

Saber quais tipos de bebidas são permitidos talvez pareça meio confuso porque algumas bebidas alcoólicas são destiladas a partir de grãos que contêm glúten. No entanto, desde que as bebidas sejam destiladas e os grãos não tenham sido colocados de volta na mistura em fermentação, elas permanecem sem glúten.

Afaste-se da garrafa

Somente alguns tipos de bebidas alcoólicas não são permitidos na dieta sem glúten. Elas incluem (porém, podem não estar limitadas a):

- Cerveja (com algumas poucas exceções, conforme mencionado acima)
- Bebidas destiladas com adição da mistura de grãos;
- Bebidas à base de malte

Garantindo que Seus Remédios e Suplementos São Seguros

Lembre-se, qualquer coisa ingerida pode causar problemas se não estiver isenta de glúten – mesmo uma minúscula pílula. Não se esqueça de dar uma olhada no rótulo antes, pois alguns produtos informam que "não contém glúten" já no rótulo.

CUIDADO!

Amido e amido alimentar modificado usados em fármacos podem ser provenientes do trigo. Caso um deles conste do rótulo é necessário ligar para o fabricante e descobrir mais a respeito da proveniência dele.

Se estiver em dúvida a respeito de algum remédio receitado por um médico, pergunte ao farmacêutico se ele ou ela sabe se o produto contém glúten. Se o farmacêutico não souber, dê uma olhada na bula e peça ao farmacêutico que descubra o nome e o telefone do fabricante. Assim, você poderá simplesmente ligar para o fabricante e descobrir (veja o Capítulo 5 para mais informações)

Capítulo 5

Garantindo que Não Há Glúten: Indo um Pouco Mais a Fundo

Neste Capítulo

- Descobrindo por que "sem glúten" é tão confuso;
- Sabendo a quantidade de glúten que você pode consumir;
- Usando kits para testes em casa;
- Analisando e compreendendo os rótulos de ingredientes;
- Pedindo ajuda aos fabricantes de alimentos;
- Pesquisando a respeito de substâncias – onde encontrar informações confiáveis.
- Um produto pode conter ou não glúten, certo? Fim da história? Na verdade, não é bem assim.

Pessoalmente, gosto das coisas simples e diretas, assim posso entender porque a questão de "é ou não sem glúten e por que não existe uma resposta simples" está lhe enlouquecendo. A boa notícia é que há muito menos ambiguidade do que antes e as coisas vêm ficando cada vez mais claras. A má notícia é que às vezes você ainda terá que dar um passo a mais (ou quatro) antes de saber com certeza se um produto, de fato, não contém glúten.

Neste capítulo, mostro como fazer para garantir que o produto que você está consumindo contém mesmo o mínimo de glúten possível. Ensino a arte de ler os rótulos, explico por que 100% sem glúten pode não significar realmente 100% sem glúten e ofereço um curso rápido de como falar com os fabricantes.

A Ambiguidade sobre Não Conter Glúten: Por Que Não É tão Simples

Você vai até pensar que estão brincando com você. As pessoas do serviço de atendimento ao consumidor parecem ser especialistas em confundir, falar com eufemismos e usar de outros artifícios de duplo sentido ao responder a uma pergunta simples: "O produto contém glúten?"

A verdade é que eles não estão lhe confundindo por diversão. As perguntas surgem por uma série de motivos. As causas mais comuns envolvem rótulos ambíguos, incerteza sobre a origem dos ingredientes e preocupações quanto à contaminação.

Terminologia vaga nos rótulos

Seria ótimo se pudéssemos simplesmente ler um rótulo e saber quais ingredientes estão presentes em um produto. Não é para isso que existe uma lista de ingredientes? Entretanto, infelizmente, alguns ingredientes não são constantes; algumas vezes eles contêm glúten, e outras não.

Embora o trigo e seus derivados, agora, sejam especificados em todos os rótulos, ainda é necessário preocupar-se com outros grãos (cevada, centeio e aveia contaminada) e seus derivados, e prestar atenção se eles podem estar escondidos (em geral, não estão) em aromatizantes e aditivos.

"Não contém glúten" pode não significar 100%

Defendo, sem sombra de dúvida, uma dieta sem glúten rigorosa. Vou até mesmo mais a fundo e uso o termo *100% sem glúten*, mas na verdade, algo que não contém glúten não é necessariamente 100% livre dele.

A verdade é que a comida pode, de fato, ter mínimos traços de glúten, mas desde que sejam realmente pequenos, o produto ainda pode ser classificado como "sem glúten" e ser seguro para todos – independente de sensibilidades ou doenças.

Por uma série de motivos, em geral, ligados à contaminação, mesmo alimentos que não contêm glúten por natureza às vezes acabam contendo glúten. É claro que isto não significa que você deve trapacear, assumindo que estará ingerindo glúten de qualquer maneira. Pelo contrário. É preciso ser mais diligente ainda para se certificar de que estará fazendo todo o possível para viver de forma segura sem glúten – o máximo possível.

Riscos de contaminação

Um dos motivos mais comuns para que um produto tecnicamente sem glúten possa conter quantidades rastreáveis dele é a contaminação. Mesmo que um produto seja feito sem nenhum ingrediente que contenha glúten, a contaminação pode ocorrer em vários pontos do processo (a contaminação representa um risco quando se prepara e cozinha os próprios alimentos, e os fabricantes lidam com alimentos em uma escala muito maior – veja mais sobre como evitar contaminações na cozinha no Capítulo 7).

Processamento dos grãos

Grãos cultivados em nível comercial podem conter quantidades rastreáveis de outros grãos porque impedir a contaminação é quase impossível. A contaminação começa no campo, onde é comum haver uma rotação de culturas ao longo do ano, e podem nascer plantas de culturas de anos anteriores nos locais onde menos se espera. A contaminação também pode acontecer no armazenamento, no transporte e durante a moagem dos grãos.

Assim, se o produto consumido contiver grãos – mesmo que seja um que não contenha glúten – existe um risco de contaminação. Na maioria dos casos, o nível de contaminação é muito baixo e não representa uma ameaça à saúde. A única situação em que é possível ter certeza de que não houve contaminação é quando os grãos forem de um fornecedor que cultiva, colhe, tritura e embala somente um único tipo de grão (sem glúten).

Mínimos aceitáveis

A legislação brasileira obriga aos fabricantes de produtos alimentícios a fazer constar dos rótulos de seus produtos a existência ou não do glúten, inserindo a advertência "contém glúten" ou "não contém glúten" conforme o caso.

Sendo assim, no que tange aos alimentos embalados é mais simples identificar a existência ou não de glúten. Mas isto significa apenas que os produtos identificados com a advertência "não contém glúten", não contém quantidades de glúten superiores as quantidades determinadas pelo Codex Alimentarius (20 ppm para alimentos que não contenham os cereais fonte de glúten e de 100 ppm para os alimentos que os contenham).

Fontes de ingredientes misteriosas

Às vezes, o status de Isento de Glúten de um produto é questionável pois descobrir a origem de seus ingredientes é difícil. A maioria dos fabricantes de produtos obtém os ingredientes de diversos fornecedores. Em alguns casos, um fornecedor não pode garantir a condição de livre de glúten dos ingredientes que fornece ou a origem de um ingrediente não pode ser determinada.

Alguns fornecedores podem não entender com exatidão o que significa "sem glúten", embora ainda continuem por afirmar que seus ingredientes são seguros e livres de glúten, quando, na verdade, pode não ser bem assim.

Definindo Quantidades Seguras de Glúten

Em todas as palestras que faço, prego a vida 100% sem glúten – reprovo até a vontade de cheirar rosquinhas, para que as migalhas não consigam chegar nem perto de sua boca. Por isso, sei que ao usar a expressão *quantidades seguras de glúten*, posso parecer contraditória.

Na verdade, existe uma quantidade mínima de glúten que é segura para todos, mesmo se consumido todos os dias. Esta quantidade segura é igual a uma fração de uma migalha. Uma minúscula fração de uma migalha minúscula.

Testando os Alimentos a Procura de Glúten

Com tantas dúvidas sobre quais alimentos contém e não contém glúten, deveria haver um teste que pudéssemos fazer para ter certeza. E há!

Vários tipos de testes para glúten estão disponíveis: alguns são usados de modo comercial, e alguns são projetados para uso do consumidor. Alguns dos testes no mercado são tão sensíveis que podem detectar até 5 ppm (partes por milhão); vários fabricantes de produtos sem glúten usam estes testes com a finalidade de garantir a pureza de seus alimentos.

Os testes domésticos para glúten costumam funcionar de forma muito parecida com os testes de gravidez: uma série de linhas aparece em um pequeno bastão onde você pode fazer a leitura. Para dissolver o glúten, você mistura a comida com um líquido em um tubo; depois utiliza um pincel para colocar o líquido no bastão, que tem mais ou menos o tamanho de uma caneta grande. O líquido flui através de uma "janela" de testes, e dentro de cerca de cinco minutos, aparecem linhas que indicam se o alimento contém glúten.

O teste doméstico pode detectar trigo, triticale, centeio e algumas quantidades de cevada. A sensibilidade dos kits domésticos é de 75-100 ppm para a maioria das amostras, e é provável que os kits no futuro detectem níveis mais baixos ainda.

Lendo glutenês: sabendo o que procurar

A chave para ler rótulos de maneira eficiente é saber o que se está procurando. É claro que, se por acaso você encontrar as palavras "não contém glúten" no rótulo, poderá ficar com vontade de sair pulando de alegria. Vá em frente. Ver a frase "não contém glúten" em um rótulo é motivo para comemoração.

É preciso verificar os rótulos com frequência. Os ingredientes mudam, e um produto que antes não tinha glúten não necessariamente continua não tendo glúten.

Evitando tentações do mercado

Os rótulos estão cheios de propagandas tentadoras anunciando benefícios igualmente tentadores como *orgânico, 100% natural, sem produtos geneticamente modificados, saudável, nutritivo* e o *novo e bem melhor* de sempre. Poucas destas afirmações são substanciais, e nenhuma delas diz alguma coisa sobre o produto conter ou não glúten. Na verdade, "novo e melhor" é um eufemismo para "agora você, em caráter definitivo, precisa verificar os ingredientes – de novo – porque alteramos nossa fórmula".

Algumas vezes, as pessoas assumem, de forma equivocada, que se um produto é saudável, é mais provável que não contenha glúten. Não é verdade. De fato, se você vir a palavra *integral* mostrada no rótulo, afaste-se deste produto. É provável que ele contenha glúten.

Mesmo que um produto informe que *não contém trigo* no rótulo, isto não significa que não contenha. É necessário ainda, verificar se ele não contém cevada, centeio ou aveia – bem como os seus derivados.

LEMBRE-SE

No Brasil, para produtos embalados existe a obrigatoriedade da advertência "contém glúten" ou "não contém glúten", assim sua tarefa no supermercado será mais simples. Não esqueça de verificar o rótulo dos produtos "prontos" fabricados no próprio estabelecimento, como congelados, massas e pães entre outros. Eles podem conter glúten escondido, por isso verifique os ingredientes.

Checando com os Fabricantes

Depois de ler o rótulo e decidir que o produto não inclui nenhuma fonte óbvia de glúten, você poderá querer dar uma verificada junto ao fabricante para se certificar de que o alimento não possui nenhuma fonte oculta.

DICA

No Brasil, é necessário declarar a existência de glúten, portanto, se o produto é classificado como "não contém glúten", não é necessário entrar em contato com a empresa.

Buscando Informações: O Que É Bom, o Que É Ruim e o Que É Totalmente Ridículo

A boa notícia é que existem toneladas de informações sobre glúten, sensibilidade ao glúten, doença celíaca, doenças relacionadas e dieta sem glúten disponíveis. A má notícia é que muita coisa é lixo.

Independente da fonte, sempre questione a credibilidade dos autores, e lembre-se que mesmo fontes que parecem confiáveis podem ser responsáveis pela perpetuação de informações incorretas.

Você poderá descobrir que muitas das informações são conflitantes. Uma fonte diz que vinagre é seguro, outra diz que é proibido. Aqui estão algumas dicas que ajudam a separar a verdade do ridículo:

- **Procure pelas credenciais.** Os autores são conhecedores do assunto, ou apenas compartilham experiências e opiniões pessoais? Onde eles conseguiram as informações? Nem todos os escritores são confiáveis: não é preciso ter licença para publicar, nem é necessário deixar que os fatos atrapalhem ou influenciem uma boa história.

- **Verifique a data da publicação.** As informações na internet e em livros e revistas podem se tornar desatualizadas no instante em que foram publicadas, portanto, certifique-se de que o que lê é atual.
- **Compare as informações encontradas com outras fontes.** Muitas informações por aí são conflitantes, portanto compare todas as fontes e descubra quais se sustentam depois de uma análise mais detalhada. As fontes das informações citadas neste capítulo são respeitáveis e confiáveis.

A internet, para o bem e para o mal

A internet é terrivelmente conveniente. O problema é que nem sempre você pode confiar no que lê online, e verificar a credibilidade é difícil.

Alguns sites são excelentes, e correndo o risco de omitir alguns bons sites que deveriam estar incluídos aqui, apresento apenas uma lista inicial:

- `www.acelbra.org.br`: site da associação dos Celíacos do Brasil que possui um grupo de apoio a portadores da doença.
- `www.vidasemgluten.com.br`: site com explicações e comercialização de produtos sem glúten.
- `www.semgluten.com`: site com ótimo conteúdo sobre a vida sem glúten. Possui desde restaurantes até explicações sobre alergias e derivados.
- `www.celiac.com` (em inglês): um site de apoio para quem tem a doença celíaca e faz dieta sem glúten, inclui informações gerais, pesquisas, produtos, um quadro de mensagens, um calendário de eventos, notícias e recursos relacionados à dieta.
- `www.celiackids.com` (em inglês): um site informativo para famílias com filhos que fazem dieta sem glúten.
- `www.glutenfreeresources.com`: site em inglês com links de fabricantes de produtos que não contêm glúten e itens relacionados à dieta sem glúten.

- www.glutensolutions.com (em inglês): um site de compras online com centenas de produtos sem glúten do mundo todo; o site permite organizar os produtos por agentes alergênicos.
- www.clanthompson.com (em inglês): um site informativo com informações gerais e links para recursos.
- www.glutenfreemd.com: site educativo em inglês que aborda problemas médicos associados com a sensibilidade ao glúten e a doença celíaca.

Um grupo sem fins lucrativos chamado *Information Center for Online Resources and Services, Inc.* (ICORS, ou Centro de Informações Para Recursos e Serviços Online) (http://www.icors.org) possui uma lista de serviços em inglês para celíacos. A lista é especialmente voltada para a comunidade de celíacos. A Acelbra (www.aclebra.org.br) também possui informações. Você se inscreve na lista (certifique-se de utilizar um e-mail de uso frequente), e recebe mensagens de outras pessoas – perguntas, comentários, recomendações de produtos, receitas e assuntos semelhantes. É possível enviar suas próprias perguntas e comentários, também. As mensagens serão na forma de e-mails e poderão aparecer também em listas de discussão em uma página na web.

Tenha em mente que esta lista é aberta a qualquer pessoa, e que é necessário analisar qualquer informação com muito cuidado para se certificar de que é precisa. Para se inscrever, envie um e-mail para listserv@listserv.icors.org e escreva "SUBSCRIBE CELIAC" no corpo, seguido de seu primeiro nome e do sobrenome (a lista é em inglês).

Uma busca rápida na internet também deve resultar em vários sites de bate-papo para pessoas que vivem sem glúten.

Revistas e informativos

Algumas revistas e informativos de destaque são voltados para a comunidade dos que não consomem glúten. São um dos melhores lugares para encontrar informações atualizadas e precisas sobre produtos sem glúten, orientações e condições médicas beneficiadas pela dieta isenta de glúten. Em particular, recomendo:

- *Glúten e alergias* (www.vidasemglutenealergias.com)
- *Glúten-Free Living (em inglês)* (www.glutenfreeliving.com)
- *Living Without (em inglês)* (www.livingwithout.com)
- *ScottFree (em inglês)* (www.celiac.com)

Os principais grupos de apoio (discutidos em um tópico mais adiante) também possuem informativos excelentes.

Livros

Existem vários livros excelentes de receitas sem glúten disponíveis online ou na maioria das livrarias.

Um recurso excelente para orientações sobre a dieta sem glúten é *206 receitas sem Glúten*, de Helga Liz da Rocha, e *Gluten-Free Diet, de Shelley Case, R.D.* (www.glutenfreediet.ca), em inglês. E para um livro técnico a respeito dos efeitos do glúten na saúde, leia Dangerous Grains (Grãos Perigosos), de James Braly, M.D. e Ron Hoggan, M.A, em inglês.

Outros livros são Convivendo com a Doença Celíaca, Margarida Maria Santana da Silva; Receitas para Alérgicos, de Margarida Valenzi; Wheat-Free, Worry-Free: The Art of Happy, Healthy, Gluten-Free Living (Sem Trigo, Sem Preocupações: A Arte de Viver Feliz e Saudável Sem Glúten), desta que vos escreve, é um guia em inglês informativo e inspirador para viver e amar a vida sem glúten.

Grupos de apoio

Austrália, Irlanda, Espanha, Reino Unido, Finlândia e muitos outros países possuem os seus próprios grupos de apoio visando atender às necessidades dos celíacos e das comunidades que não consomem glúten. Poderá encontrá-los através de uma busca rápida na internet. Os grupos nacionais de apoio nos Estados Unidos e no Brasil incluem:

- *Doença Celíaca* (www.doencaceliaca.com.br): site com informações e os principais grupos no Brasil.
- *Gluten Intolerance Group* (www.gluten.net)
- *Celiac Disease Foundation* (www.celiac.org)
- *Celiac Sprue Association* (www.csaceliacs.org)
- *Raising Our Celiac Kids* (www.celiackids.com)
- *GFCF Diet Support Group Information Website* (www.gfcdiet.com)

Dê uma olhada nos sites para encontrar um grupo que atenda às suas necessidades de forma mais adequada e se existe alguma sede perto de você. Estes grupos de apoio promovem encontros regulares e oferecem vários programas.

Capítulo 6

Vivendo Sem Glúten... De Forma Nutritiva

Neste Capítulo

- Reconhecendo o que a comida tem a oferecer;
- Conhecendo o índice glicêmico e a carga glicêmica;
- Experimentando a abordagem inteligente do homem das cavernas;
- Garantindo uma quantidade suficiente de nutrientes;
- Controlando o peso com a dieta sem glúten;
- Vivendo sem glúten – de forma atlética!

Não importa se você foge de saladas ou se sofre de ortorexia (um desejo extremo de comer apenas alimentos saudáveis), comer de forma nutritiva e sem glúten é simples, mas nem um pouco sem graça. Não é necessário balancear nenhuma pirâmide alimentar (e virá-la de cabeça para baixo depois de um intervalo de alguns anos), pesar porções, manter um registro sobre os alimentos ou ficar contando calorias – e também não é preciso ficar limitado a refeições cheias de privações.

Tenho mais do que uma paixão passageira por nutrição e o meu interesse vai muito além do fato de algo conter ou não glúten. Adoro comer e acredito que a comida deve ser respeitada e reverenciada – parte por causa da variedade de sabores, texturas e consistências; parte pelo prazer que se tem ao desfrutar de uma refeição deliciosa e nutritiva; parte pela energia que ela fornece; e principalmente pelo modo amplo e geral com que ela nutre o seu organismo com consequências que afetam todas os aspectos da vida.

Neste capítulo, espero compartilhar o meu fervor pela comida como sendo mais do que somente algo que mata a fome. Explico aqui por que sem glúten nem sempre significa sem culpa e por que prestar atenção à carga glicêmica é crucial para um estilo de vida saudável. E com alguns leves empurrõezinhos – muito delicados – espero ajudar a colocá-lo no caminho para uma vida nutritiva sem glúten.

Se o assunto sobre nutrição parece intimidador ou complexo demais, não se preocupe. Vou explicá-lo nos mínimos detalhes e garantir que esta aula sobre nutrição seja facilmente digerida.

Apreciando Sua Comida

As pessoas têm a tendência de achar que *não ter glúten* é sinônimo de *saudável*. Afinal de contas, o normal é que alimentos sem glúten estejam disponíveis apenas em lojas de "comidas naturais", e custam quatro vezes mais do que a comida "normal". Acima de tudo, elas não contêm o vilão demoníaco glúten, portanto, devem ser nutritivas, não é? Não.

A maneira como a maioria das pessoas aborda a dieta sem glúten, na verdade, não é tão nutritiva assim, mas *não* contém glúten, portanto elas ganham pontos por isso.

No entanto, outra boa maneira de encarar a dieta é do ponto de vista nutricional Ela pode dar energia ao seu organismo, ajudar a evitar doenças, melhorar a aparência da pele, ajudá-lo a controlar o peso, reverter os sinais de envelhecimento, diminuir os sintomas de TPM e menopausa e aumentar a longevidade. É viver sem glúten – de forma nutritiva!

Carboidratos bons e ruins: prestando atenção no índice glicêmico e na carga glicêmica

Ei! Deixe de lado este controle remoto! Sei que está tentado a pular esta parte porque parece complicada, tediosa, chata ou tudo isso ao mesmo tempo. Por favor, não faça isso! Este é um tópico muito importante e ele é a base para muitas coisas sobre as quais falo neste capítulo, portanto fique onde está.

Para começar, aqui está uma prova surpresa: verdadeiro ou falso – uma batata é pior para você do que uma barra de chocolate. A resposta é *verdadeiro*, pelo menos se estiver falando sobre como cada alimento afeta os níveis de açúcar no sangue. Agora está interessado? Continue a leitura.

Analisando o índice glicêmico (IG)

Nem todos os carboidratos nascem iguais. Quando se ingere carboidratos, o processo digestivo quebra-os em partes menores, moléculas de glicose, que é o que fornece a energia necessária ao seu organismo para que ele funcione. Como a glicose é um açúcar, ela eleva os níveis de açúcar no sangue ao entrar na sua corrente sanguínea.

O *índice glicêmico* (IG) é apenas uma medida de quanto o nível de açúcar em seu sangue aumenta duas horas depois de tê-lo ingerido. Alimentos ricos em gordura e em proteína, na verdade, não afetam tanto assim os níveis de açúcar em seu sangue (quando muito, eles o estabilizam), portanto o índice glicêmico realmente tem a ver apenas com alimentos com alto teor de carboidratos.

O índice glicêmico de um alimento corresponde à quantidade daquele alimento que aumenta o nível de açúcar no sangue quando comparado com a quantidade correspondente de pão branco que provocaria o aumento (a quantidade de alimento é medida em gramas de carboidratos, e não pelo peso ou volume da comida).

Quanto mais baixo o índice glicêmico, menos efeito a comida terá nos níveis de glicose no sangue. Obviamente, quanto mais alto for o índice glicêmico do alimento, mais picos no nível de açúcar no sangue ele provocará.

PAPO TÉCNICO

Comparação entre os índices glicêmicos

Dê uma olhada nos índices glicêmicos de alguns grãos e amidos. Lembre-se, quanto menor, "melhor" porque um nível baixo significa que o alimento não provoca um aumento rápido no nível de açúcar no seu sangue. Poderá encontrar variações de uma tabela para outra. Este índice glicêmico baseia-se na escala da glicose, onde a glicose = 100.

Alimento	Índice Glicêmico Médio
Arroz (branco)	88
Batata (assada)	85
Milho	75
Painço	75
Pão branco	73
Pão integral de trigo	72
Farinha refinada	70
Arroz (integral)	57
Trigo sarraceno	54
Quinua	51
Trigo integral	45

O valor do índice glicêmico informa a rapidez com que um carboidrato se transforma em glicose, no entanto, não diz quanto deste carboidrato está presente em um determinado alimento. É aqui que a carga glicêmica entra em cena. E por sorte, é isso que vou discutir no próximo tópico.

Carregando na carga glicêmica (CG)

Usar apenas o índice glicêmico pode levar a erros. A melancia, por exemplo, tem um alto índice glicêmico, entretanto como a maior parte dela é composta por água, você teria de comer muita melancia para elevar muito o nível de açúcar no sangue. A medida de carga glicêmica (CG), na verdade, é um pouco mais importante. A *carga glicêmica* define a quantidade de gramas de carboidratos disponíveis fornecidas por um alimento. Os *carboidratos disponíveis* são aqueles que fornecem energia, como amido e açúcar, mas não a fibra.

O único problema com a carga glicêmica e o motivo pelo qual não incluí uma tabela de alimentos e suas respectivas cargas é que o tamanho da porção é subjetivo. Deste modo, uma porção pequena de pão branco, por exemplo, pode acabar tendo uma carga glicêmica menor do que uma porção grande de trigo sarraceno. Daí você veria uma corrida pelo pão branco, e o mundo nunca mais seria o mesmo.

Para calcular a carga glicêmica, multiplique o percentual de índice glicêmico (índice glicêmico dividido por 100) pela quantidade em gramas de *carboidratos totais* por porção. É claro, você também pode pesquisar por tabelas de carga glicêmica na internet que utilizem tamanhos padrões para as porções.

Para cada alimento, os valores referentes ao índice glicêmico e carga glicêmica são classificados da seguinte maneira:

	Índice Glicêmico	**Carga Glicêmica**
Baixo	Abaixo de 56	Abaixo de 11
Médio	Entre 56 e 69	Entre 11 e 19
Alto	70 ou mais	20 ou mais

O que os níveis de açúcar no sangue têm a ver com o assunto?

Muita coisa. Os níveis de açúcar no seu sangue podem influenciar, de modo bastante sério, a sua saúde de diversas maneiras: na prevenção e na causa de doenças, na perda ou ganho de peso, nos humores, nos níveis de energia e até mesmo na rapidez com que você envelhece.

O princípio aqui é simples: tudo que sobe, desce. Ao ingerirmos comidas com alta carga glicêmica – como pão, massa, roscas, pizza, biscoitos, bolos (com ou sem glúten) – ocorre um pico no nível de açúcar no sangue. E para acabar com este pico de açúcar entra em ação a nossa amiga *insulina*, um hormônio produzido pelo pâncreas. O trabalho da insulina é obter nutrientes a partir do sangue e disponibilizá-los aos vários tecidos do organismo.

A glicose é o combustível utilizado pelo organismo. E a insulina é responsável por levar a glicose para as células, onde ela será usada como fonte de energia. Pense na insulina como alguém que faz entregas – leva a glicose até as células, abre a porta e a joga lá dentro.

Quando a insulina leva a glicose da corrente sanguínea para as células, ela *abaixa* o nível de açúcar no sangue (o açúcar não está mais na corrente sanguínea; ele está nas células).

Quando o nível de açúcar em seu sangue está elevado, o seu organismo produz uma porção de insulina para tentar reduzir estes níveis. O problema é que a insulina, às vezes, é eficiente *demais* em seu trabalho.

O alto custo de muita insulina

Quando comemos muita comida com alta carga glicêmica (veja "Carregando a carga glicêmica [GL]"), ocorre um pico de açúcar no sangue e o pâncreas precisa realmente trabalhar duro para produzir uma porção de insulina, e reduzir os níveis de açúcar no sangue. E funciona – o nível de açúcar cai com rapidez. Você desmorona. Fica cansado, algumas vezes um pouco tonto – e com fome.

Quando alimentos com alta carga glicêmica provocam este pico e depois a rápida queda no nível de açúcar no sangue, os hormônios ficam presos na primeira fila desta viagem de montanha-russa, bagunçando os níveis de energia e até mesmo o humor.

Pessoas que consomem comida com alta carga glicêmica durante anos podem desenvolver uma condição chamada *resistência à insulina*. Ela ocorre quando o organismo tem tanta insulina, o tempo todo que ele não responde mais como deveria. Em geral, basta uma pequena quantidade de insulina para reduzir o nível de açúcar no sangue, mas em alguém com resistência à insulina, isto não acontece. Sendo assim, em um esforço para diminuir os níveis de açúcar no sangue, o organismo continua a produzir insulina e mantém altos níveis dela, o tempo todo. Algo que pode ser muito ruim para o organismo.

Adotando uma Abordagem Saudável à Vida sem Glúten

Viver sem glúten é um ótimo começo! Arroz, milho, batatas e outros alimentos com alta carga glicêmica não contêm glúten, mas têm pouco valor nutricional e podem, conforme discutido no tópico anterior, causar alguns problemas sérios. Existem incríveis alimentos especiais sem glúten disponíveis hoje em dia, no entanto, empanturrar-se deles, embora sejam deliciosos, não trará nenhum benefício ao seu organismo.

Uma abordagem mais saudável para um estilo de vida sem glúten – ou para *qualquer* estilo de vida, aliás – é comer aquilo o que o seu organismo foi projetado para comer: carnes, peixes, frutos do mar, frutas, vegetais sem amido, castanhas e bagas.

Fazendo as suas refeições com os homens das cavernas: A dieta paleolítica

Eu não estava lá, mas acho que posso afirmar que os homens das cavernas jamais comiam croissants. Eles comiam alimentos para os quais seus organismos foram projetados para comer – carnes magras, frutas frescas e vegetais sem amido. Não havia agricultura, portanto não havia animais de criação ou culturas. Isto significa que não havia glúten.

Como os caçadores e coletores viveram na Era Paleolítica, a sua dieta é, de forma inteligente, chamada de *dieta paleolítica,* e segue estas orientações básicas:

- **Carne magra, peixe e frutos do mar:** carne *magra* é fundamental na dieta paleolítica.
- **Frutas e vegetais sem amido:** há muitas frutas ótimas que você pode comer, incluindo maçãs, figos, kiwis, mangas, cerejas e abacates.

- **Castanhas e sementes:** eles não só são aceitos na dieta paleolítica, como também constituem uma ótima fonte de gorduras monoinsaturadas, que tendem a baixar o colesterol e diminuir o risco de doenças cardíacas. Castanhas e sementes incluem amêndoas, castanha de caju, macadâmia, pecã, pistaches, sementes de abóbora, gergelim e sementes de girassol.
- **Sem cereais e grãos:** eles só foram incorporados na dieta há cerca de 10.000 anos. Um dado interessante é que os problemas de saúde começaram a aumentar quando eles foram introduzidos na dieta.
- **Sem leguminosas:** as leguminosas proibidas incluem todos os feijões, ervilhas, amendoins e sojas.
- **Sem laticínios:** se estiver preocupado porque não obterá cálcio suficiente se cortar os laticínios, coma bastante brócolis, repolho e salsão. Algumas das melhores fontes de cálcio vêm das verduras como folhas de beterraba, couve e folhas de mostarda.
- **Sem alimentos processados:** (é óbvio.)

DICA

Como regra geral, é possível simplificar a abordagem paleolítica para: se foi feito pelo homem, não coma. Para mais informações, discuta esta dieta com o seu médico ou nutricionista.

Você poderá encontrar muitas informações detalhadas a respeito da dieta paleolítica fazendo uma pesquisa rápida na internet. Os meus sites favoritos são `www.thepaleodiet.com` (em inglês) e `www.nutricaoemfoco.com.br`.

Comparando o estilo dos homens das cavernas com as dietas com pouco carboidrato

Quero destacar que, embora a abordagem do homem das cavernas apresentada neste capítulo possa ajudá-lo a administrar o seu peso, meu objetivo não é falar sobre a perda de peso; mas sim como conseguir uma boa saúde através da nutrição – e por acaso isso envolve uma dieta sem glúten.

Talvez agora, você tenha percebido que a abordagem de caçador-coletor tem baixo teor de carboidratos. No entanto, ela não é igual às outras dietas que proíbem ou permitem pouco carboidrato. Aqui estão as diferenças mais importantes:

- **Este não é um estilo de vida com pouco ou nenhum carboidrato.** É um estilo de vida com carboidratos bons.
- **Eliminar totalmente os carboidratos como algumas dietas recomendam significa cortar alimentos como frutas e verduras.** Isto significa que você deixará de consumir vitaminas, minerais, fibras, antioxidantes e outros nutrientes importantes.
- **Algumas das dietas com pouco carboidrato sugerem que você coma alimentos com alto teor de gordura como queijo, manteiga e bacon.** Isto pode fazer os níveis de colesterol subirem às alturas.
- **Os planos de dieta mais populares com baixo teor de carboidrato e alto nível de gordura não fazem distinção entre gorduras boas e ruins.** As gorduras monoinsaturadas são boas; as saturadas, na maioria, são ruins. As gorduras poli-insaturadas são um pouco de cada, dependendo da proporção consumida.
- **A maioria das dietas com baixo teor de carboidrato e alto nível de gordura não fala sobre os perigos do sal.** Precisamos de sódio na dieta para ajudar a regular o equilíbrio dos fluidos, no entanto, se consumido em excesso, ele pode aumentar a pressão sanguínea, o que pode levar a doenças cardíacas e outros problemas de saúde. Da mesma forma, o sódio prejudica a capacidade do organismo de absorver cálcio, o que eventualmente pode levar a perda de ossos e osteoporose.

Revendo a abordagem mais saudável

Trato de diversos temas neste capítulo – índice glicêmico, carga glicêmica, a dieta dos homens das cavernas e esclarecimentos sobre as controvérsias relativas a pouco carboidrato/nenhum carboidrato, carboidrato bom/carboidrato ruim. Se estiver se perguntando onde diabos quero chegar, é provável que não seja o único.

Tudo isso pode ser resumido de forma simples para um estilo de vida mais saudável sem glúten:

- Continue sem comer glúten, é claro. Não quero que você fique tão perdido a ponto de se esquecer do ponto principal!
- Tome cuidado com os carboidratos, certifique-se de que os carboidratos consumidos são bons como os de frutas e legumes ou verduras.
- Priorize os alimentos com baixa carga glicêmica, que elevam os níveis de açúcar em seu sangue de forma gradual.
- Certifique-se de que os alimentos ingeridos oferecem nutrientes. Fique longe de alimentos que são apenas calorias vazias.
- Um enfoque paleolítico – comer frutos do mar, carnes magras, frutas e vegetais sem amido – é extremamente saudável. Modifique a dieta para que ela atenda as suas preferências e necessidades pessoais.

LEMBRE-SE A comida boa é aquela que estraga com rapidez. Isto significa produtos frescos e outros alimentos que não contêm muitos conservantes.

Sendo Saudável, Discreto e Sábio

Algumas pessoas querem os nutrientes que os alimentos bons oferecem entretanto elas (ou as pessoas que elas alimentam) não gostam do sabor (ou da textura, da consistência, da cor, da densidade ou da ideia) de alimentos nutritivos. Não se preocupe. Não é preciso gostar de couve-de-bruxelas para comer bem. É preciso apenas ter criatividade na forma de esconder alimentos ricos em nutrientes nas suas refeições. Na maior parte das vezes, as pessoas nem mesmo percebem. Aqui estão algumas ideias para ser discreto, saudável e sábio:

- Esconda frutas e até mesmo verduras ou legumes em uma vitamina, batendo junto com outras frutas.
- Coloque brócolis, abobrinha e outros legumes na lasanha ou no molho do macarrão.

- Use algumas colheres de sopa (ou a quantidade recomendada na embalagem) de proteína em pó para turbinar um shake ou uma vitamina.
- Use kefir no lugar de leite, iogurte ou creme azedo. As vitaminas são a maneira mais fácil de apreciar o kefir – basta misturá-lo com frutas e bater.

O *kefir* é uma bebida fermentada super nutritiva, sem glúten que tem sabor e consistência semelhantes ao do iogurte. Com leveduras e lactobacilos vivoss e ativos, o kefir é *prebiótico* e *probiótico*. Estes são alimentos que promovem o crescimento de bactérias boas no trato intestinal. É possível encontrar o kefir na seção de leite e iogurtes na maioria das lojas de alimentos naturais, e às vezes, na seção refrigerada dos alimentos naturais no supermercado.

O kefir é digerido com facilidade, limpa os intestinos e fornece leveduras benéficas, vitaminas, minerais e proteínas completas. Mesmo que você tenha intolerância à lactose, em geral, não terá problemas com o kefir porque a levedura e a bactéria contêm lactase, que "come" a lactose que sobra depois da cultura.

Evitando problemas nutricionais na dieta sem glúten

É frequente as pessoas perguntarem se podem ocorrer deficiências nutricionais como resultado de viver sem glúten. A resposta é talvez sim, talvez não.

Caso tenha escolhido a abordagem saudável apresentada neste capítulo para viver sem glúten, não é necessário se preocupar com deficiências nutricionais. Você será mais saudável do que a maioria das pessoas que consome glúten.

No entanto, se fizer uma dieta sem glúten constituída basicamente por alimentos "substitutos" sem glúten como pães, pizzas, massas, biscoitos, brownies e bolos – e se seus "vegetais" são formados por arroz, milho, batatas e tomates no molho do macarrão – então terá que se preocupar com algumas questões do ponto de vista nutricional.

Ao adotar um estilo de vida sem glúten, tendemos a usar substitutos cheios de amido como arroz, milho e batatas. Esta tendência se deve em parte *porque* eles contêm amido, são parecidos com pão, massas e rosquinhas a que estava acostumado a comer quando consumia glúten. Ironicamente, os mesmos alimentos que você tem muita vontade de comer porque o deixam satisfeito e lhe dão aquela sensação de saciedade também o deixam com mais fome. Falo mais sobre isto no tópico "Perdendo peso com a dieta sem glúten".

Infelizmente, arroz, milho, batatas e outros alimentos com amido não oferecem muito em termos de nutrientes – em especial se os compararmos com as calorias consumidas. Baixo valor nutricional e um alto preço em calorias,, por assim dizer.

Outros alimentos proporcionam a mesma sensação de saciedade e muitos deles contêm muito mais nutrientes e diversidade do que arroz, milho, batatas ou trigo. Estes incluem:

- Amaranto
- Trigo sarraceno
- Algaroba
- Painço
- Montina
- Quinua
- Sorgo
- Teff

Estes grãos alternativos oferecem proteínas completas, fibras e muitas vitaminas e minerais.

As preocupações mais comuns voltadas para a deficiência de nutrientes em uma dieta sem glúten giram em torno do folato ou ácido fólico, ferro, fibra e vitamina B. Especificamente, as vitaminas B ausentes em muitas farinhas sem glúten incluem a vitamina B1 (tiamina), B2 (riboflavina) e B3 (niacina). Escolher a abordagem mais saudável é a melhor maneira de compensar qualquer deficiência nutricional. Os suplementos também podem funcionar, porém certifique-se de que eles não contenham glúten, e consulte o seu médico antes.

Deficiências em vitaminas do complexo B e ferro podem ocorrer pois, quando as pessoas ainda eram glutenívoras, comiam muita farinha, que em geral é enriquecida e fortificada com ferro, riboflavina, niacina e timina. As farinhas sem glúten não são enriquecidas.

Obtendo as fibras necessárias em uma dieta sem glúten

As fibras são importantes por uma série de motivos. O benefício mais conhecido é que elas ajudam no funcionamento gastrointestinal. As fibras ajudam a reduzir o colesterol e a diminuir as chances de doenças cardíacas e câncer.

Quando as pessoas abrem mão do glúten e suas dietas consistem na maior parte de farinhas sem glúten como farinha de arroz, de batata ou de tapioca, pode haver risco de baixa ingestão de fibras em suas dietas. Se for usar farinhas, tente incorporar farinhas de linhaça, montina, de grão-de-bico e de amaranto em seus pratos. Elas possuem muito mais fibra do que o arroz branco e até mesmo que o arroz integral.

A dieta mais saudável e que garante uma ingestão adequada de fibras é a abordagem que mais se assemelha à dieta de seus ancestrais, rica em frutas e vegetais sem amido. Algumas opções boas de alimentos incluem maçãs, kiwis, bananas, abacates, tomate, repolho, brócolis, espinafre e couve-de-bruxelas.

Toda a verdade (nada mais que a verdade) sobre os grãos integrais

Se você vai comer grãos, que sejam integrais. Um grão tem três partes: o germe, o endosperma e o farelo. Alimentos com grãos integrais contêm as três partes:

- **Germe:** esta é a parte do grão de onde uma nova planta germina, e é onde você pode encontrar bastante niacina, tiamina, riboflavina, vitamina E, magnésio, fósforo, ferro e zinco. Além disso, tem um pouco de proteínas e alguma gordura.

- **Endosperma:** é o núcleo do grão e constitui a maior parte da semente. Como a semente armazena sua energia no endosperma, ele contém a maior parte das proteínas e carboidratos, bem como algumas vitaminas e minerais.
- **Farelo:** é a parte mais externa da semente e contém a maior parte dos nutrientes do grão. É uma fonte rica de niacina, tiamina, riboflavina, magnésio, fósforo, ferro e zinco. É aqui onde está a maior parte das fibras.

Os *grãos refinados* perdem o farelo e germe durante o processamento, portanto tudo o que resta é o endosperma. Eles contêm um pouco de proteína e gordura, e pode ter restado um pouco de fibra e de nutrientes, porém a maior parte das coisas boas foi retirada durante o processo de refino – é como se, tal qual o provérbio, os dedos tivessem ido junto com os anéis.

Os componentes individuais do grão integral – vitaminas, minerais, fibras e outros nutrientes – atuam juntos para ajudar na proteção contra doenças crônicas como diabetes, doenças cardíacas e certos tipos de câncer. Os componentes do grão são *sinergéticos*, o que significa que cada componente individual é importante, entretanto, o valor do grão integral é maior do que a soma de suas partes.

A quinua, o trigo sarraceno e alguns outros grãos alternativos sobre os quais falo no Capítulo 4 são grãos integrais, e oferecem todo o valor que os torna tão nutritivos.

PAPO TÉCNICO

Grãos refinados, na maioria das vezes, têm os nutrientes devolvidos após o processamento, mas não são tão nutritivos quanto o produto integral seria, e não contêm as fibras dos grãos integrais (se o alimento fosse realmente nutritivo, por que precisaria ser enriquecido?).

LEMBRE-SE

As frutas têm quase o dobro de fibras que os grãos integrais, e os vegetais sem amido possuem cerca de oito vezes mais fibra Com o intuito de maximizar o suprimento de fibras, não se esqueça de comer a casca.

Vencendo a Luta Contra a Balança

A dieta sem glúten é paradoxal – se você está muito acima do peso, é provável que ela o ajude a perder peso. Se estiver muito magro, talvez ela o ajude a recuperar o peso. Sei que até mesmo os comprimidos milagrosos da televisão não afirmam que podem atuar nos dois sentidos, ajudando tanto na perda quanto no ganho de peso. Mas acredite em mim... É verdade!

Perdendo peso com a dieta sem glúten

Se você estiver lutando contra a balança, com certeza não está sozinho. No mundo "globeso" de hoje, não importa se você é da Geração X ou Y: a maioria da população, independente da idade, faz parte da Geração GG.

A boa notícia é que a dieta sem glúten pode ser a chave para perder e manter um peso saudável. Infelizmente, devorar brownies e biscoitos sem glúten não faz parte deste plano para perda de peso; a chave para controlar o peso é manter uma dieta com alto nível de proteínas, baixa carga glicêmica e bastante nutrientes (veja: "Fazendo suas refeições com os homens das cavernas: A dieta paleolítica" e "Carboidratos bons e carboidratos ruins: prestando atenção no índice glicêmico e na carga glicêmica").

Combatendo a fome e a vontade de comer

Os níveis de açúcar no sangue afetam a fome e a vontade de comer. Alimentos com glúten como pão, biscoitos e bolos são o inimigo número um. Estes alimentos – e suas versões sem glúten – provocam uma elevação rápida no nível de açúcar no sangue enviando sinais ao seu organismo para produzir insulina.

A insulina faz o seu trabalho e reduz o nível de açúcar do sangue, porém, a redução é tanta que você acaba ficando com fome e na verdade, fica com mais vontade ainda de comer o mesmo tipo de comida que provocou o pico de açúcar. A insulina também diz ao seu organismo para armazenar gordura.

Níveis altos de insulina ainda inibem a liberação da *serotonina*, um neurotransmissor que diz ao organismo para parar de comer.

Por outro lado, quando o seu organismo absorve lentamente o açúcar, ao comer alimentos com carga glicêmica baixa e ricos em proteína, a elevação do nível de açúcar no sangue ocorre de maneira gradual, e o mesmo ocorre com a descida, depois que a insulina começa a fazer o seu trabalho. O declínio lento do nível de açúcar no sangue significa que você terá menos vontade de comer.

O poder da proteína

A proteína é uma forte aliada na luta contra a balança. Ela tem um efeito *termogênico* poderoso, o que significa que ela acelera o seu metabolismo e o ajuda a queimar calorias. Da mesma forma, ela faz com que se sinta mais saciado do que as gorduras e carboidratos, portanto, você tende a comer menos do que comeria se a sua refeição fosse composta principalmente por carboidratos e gorduras.

Além disso, a proteína estimula o pâncreas a produzir um hormônio chamado glucagon, que tem a função de elevar o nível de açúcar no sangue e promover a mobilização das gorduras já armazenadas – assim enquanto você queima as reservas de comida entre as refeições, os altos níveis de glucagon ajudam a fazer com que a energia seja retirada dos culotes e dos pneuzinhos da cintura.

Por outro lado, refeições com carga glicêmica alta e ricas em carboidratos inibem a produção de glucagon. Isto significa que aquilo que mobiliza as gorduras armazenadas – o glucagon – não estará presente, no entanto o hormônio que promove o armazenamento – a insulina – estará. É um tiro certeiro direto na cintura.

Ganhando peso com a dieta sem glúten

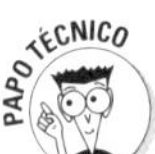

Algumas pessoas que sofrem de má absorção de nutrientes como resultado da sensibilidade ao glúten ou da doença celíaca estão abaixo do peso e, na verdade, precisam recuperar alguns quilos.

Quando estas pessoas começam a viver sem glúten, seus intestinos melhoram rapidamente, e elas começam a absorver nutrientes e calorias. Seus pesos em geral se normalizam logo, apenas como resultado de viver sem glúten.

DICA

Às vezes, ao adotar uma dieta sem glúten, cortamos calorias sem perceber, deixando de comer coisas como pão com manteiga. Caso já esteja abaixo do peso, pode ser necessário complementar a dieta saudável apresentada neste capítulo com alguns alimentos calóricos como castanhas, abacate, atum e salmão.

Vantagens Atléticas da Dieta Sem Glúten

Alguns atletas ficam com medo de viver sem glúten pois pensam que não terão carboidratos suficientes em suas dietas para suprir suas intensas necessidades de energia. Carboidratos antes, durante e depois dos treinos ou competições são fundamentais para manter os níveis de energia e para uma melhor e mais rápida recuperação depois do exercício.

Viver sem glúten não apenas permite que supra as necessidades de carboidratos de atleta, mas também lhe proporcionará uma vantagem atlética. Afinal de contas, suas fontes de carboidratos não serão pizza e espaguete – que não têm valor, em termos nutricionais. Estes alimentos também provocam picos e vales nos níveis de açúcar no sangue porque são alimentos com alta carga glicêmica, como mostro em "Carboidratos Bons e Carboidratos Ruins: Prestando Atenção no Índice Glicêmico e na Carga Glicêmica".

- Permite que o organismo aprenda, de modo gradual, a usar a energia de forma mais eficiente a partir de gorduras armazenadas e ser menos dependente do alimento que está no intestino
- Minimiza os efeitos da hipoglicemia que um exercício intenso pode provocar

- Aumenta os ácidos graxos livres na corrente sanguínea, permitindo que você economize glicogênio dos músculos (usados para energia) durante os exercícios;
- Mantém os níveis de açúcar no sangue estáveis durante os exercícios, o que é essencial para o crescimento dos músculos e o aumento da força, bem como para o fluxo de energia.

Parte II

Planejando e Preparando: Prelúdios para Cozinhar

A 5ª Onda por Rich Tennant

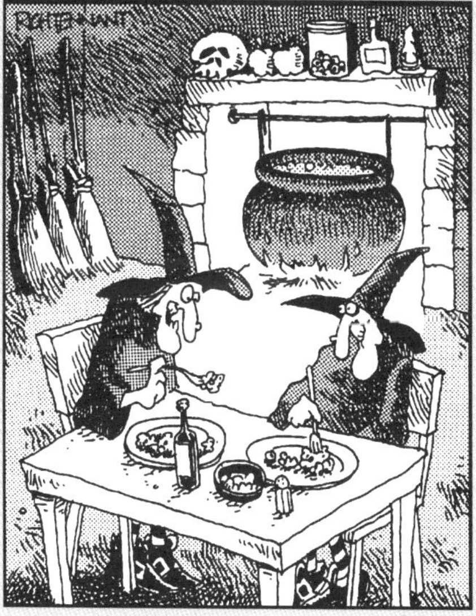

"Oh, o que temos aqui? Olhos de salamandra sem glúten? Nem notei a diferença."

Nesta parte...

Aqui ensino você a preparar suas refeições sem glúten. Mesmo que sua ideia de cozinhar seja esquentar comida congelada (sim, existe comida congelada sem glúten !), ainda é necessário planejar o que se vai comer, comprar e bem, pelo menos esquentar. Não importa se você cozinha para viver ou vive para cozinhar, o planejamento das refeições, as compras e a preparação dos alimentos antes de cozinhá-los demandam algumas considerações especiais quando você vive sem glúten.

Nesta parte, apresento uma abordagem nutritiva da alimentação sem glúten, para que possa planejar refeições saudáveis e sem glúten. Ajudo você a criar e manter uma cozinha adequada para quem não come glúten e faço recomendações para compartilhar a cozinha com o glúten de forma segura. Depois, vou direto para o supermercado, onde sugiro várias opções de onde e como comprar alimentos sem glúten sem problemas. Como último preparativo para botar a mão na massa (sem glúten!), trago dicas e técnicas exclusivas da culinária sem glúten, e ajudo você a descobrir como prepara qualquer alimento sem glúten, mesmo sem uma receita.

Capítulo 7

Criando uma Cozinha Adequada para Quem Não Come Glúten

Neste Capítulo

- Ajudando alimentos "glutenosos" e sem glúten a coexistirem na cozinha
- Conhecendo ingredientes e produtos que você vai querer ter à mão

Sua ideia de cozinhar pode envolver apenas um abridor de latas e um forno de micro-ondas. Ou pode ser que você tenha apetrechos de cozinha que ninguém mais saiba como usar; compre ingredientes misteriosos vindos de terras distantes e assine revistas cujo nome a maioria das pessoas é incapaz de pronunciar. Não importa como se sinta a respeito de cozinhar, você gasta bastante tempo na cozinha.

Quando você vive sem glúten, a cozinha precisa de um pouco de atenção extra. Manter-se sem glúten de forma segura não é difícil, porém, é preciso ter algumas considerações especiais em mente, em especial, se sua cozinha tiver glúten presente.

Compartilhando a Cozinha com o Glúten

Algumas pessoas acham que a única maneira de ser 100% livre de glúten é fazer com que toda a casa fique livre de glúten (veja o Capítulo 17 se quiser saber os prós e contras disso). Não é verdade. É claro que isso facilita as coisas – planejar o cardápio e cozinhar fica mais fácil, e se a casa toda não consome glúten, não será necessário se preocupar com possíveis trocas ou contaminações (e não será necessário demarcar territórios para os pães). No entanto, se optar por dividir sua cozinha com o glúten, não tem problema.

DICA

Aqui estão algumas dicas para compartilhar uma cozinha com o glúten:

- **Sem glúten vem antes.** Se for preparar duas variedades de refeições – sanduíches de queijo quente, por exemplo – prepare os que são sem glúten antes. Desta maneira, a superfície onde ele será preparado, as facas e as panelas não serão contaminadas.
- **O papel alumínio é seu amigo.** Usar bastante papel alumínio facilita sua vida. Forre as assadeiras e use-o para separar alimentos diferentes. Esquente a comida em cima de papel alumínio ao invés de colocá-la diretamente no forno.
- **Embalagens a vácuo fazem você economizar tempo.** Você vai acabar preparando mais comida em casa do que costumava fazer, como pães, biscoitos ou pizzas sem glúten e assim por diante.
- **Congele.** Novamente, a comida caseira não contém conservantes, portanto não dura tanto tempo assim. Congele-a e use-a quando necessário.
- **Use etiquetas com cores vivas.** Como é provável que haja sobras de comida sem glúten, e outras com glúten, considere o uso de etiquetas ou rótulos coloridos e brilhantes para colocar nos potes e diferenciar com facilidade quais sobras não contêm glúten.

Evitando contaminações

Quando se compartilha uma cozinha com o glúten, ele pode contaminar (ou *glutenizar*, como eu gosto de falar) a sua comida de várias maneiras. As migalhas parecem se jogar dos pães com glúten em cima de outras comidas, transformando áreas perfeitamente sem glúten em áreas perigosas num piscar de olhos.

As migalhas não apenas voam, mas as superfícies onde a comida é preparada, vasilhas, panelas, grelhas e utensílios em geral também podem contaminar o alimento. Você conhece aquelas pessoas com mania de limpeza que deixam todos malucos porque não param de limpar? Dê uma boa olhada no espelho e aceite a realidade porque é isso que você é agora. A limpeza deixou de ser uma opção; ela é crucial para manter a pureza do seu estilo de vida sem glúten.

Guardando comida separadamente por conveniência

Na maioria dos casos, não é necessário ter espaços separados de armazenamento de comidas com e sem glúten, a menos que o faça por questões de conveniência. Afinal de contas, ir direto para a prateleira certa para pegar uma mistura de farinha sem glúten é mais fácil do que ficar procurando.

Se os seus filhos estiverem em uma dieta sem glúten e outras pessoas da família continuam a comer – ou se alguma pessoa da casa tem problemas de comportamento ou transtornos de aprendizagem – então ter áreas de armazenamento separadas pode ser uma boa ideia. Para os seus familiares que não consomem glúten, é mais fácil olhar a despensa e se surpreender com todos os alimentos que podem ser consumidos e até mesmo saber que a quantidade de coisas que podem comer, na verdade, é muito maior que a quantidade de coisas que não podem comer.

Ao separar os alimentos com e sem glúten na despensa, você não só faz com que seja mais fácil para eles escolherem a prateleira segura com mais rapidez, também faz com que a quantidade de coisas que eles podem comer se torne mais óbvia. Isto pode ser um grande estímulo psicológico em uma situação que pode ser uma experiência desanimadora só enfocando as restrições.

DICA

Considere marcar os alimentos sem glúten com um "SG" assim que chegar do supermercado para tornar mais fácil para seus filhos ajudarem a guardar tudo no lugar certo.

Fazendo um Inventário da Despensa e da Geladeira

Você vai querer ter alguns ingredientes e produtos específicos básicos para a dieta sem glúten sempre à mão. Admito que alguns destes itens são mais caros do que suas versões com glúten, e algumas vezes, eles são mais difíceis de serem encontrados. No Capítulo 8, sugiro locais onde comprá-los e como economizar o máximo possível. Entretanto, dependendo de como você cozinha (ou não), muitos destes itens podem se tornar a base de sua cozinha sem glúten.

Ingredientes especiais para ter em estoque

Não deixe que esta longa lista lhe assuste. Você não precisará de todas estas coisas; na verdade, se não for assar nada, é provável que não precise de nada disso. No entanto, se pretende cozinhar ou assar algo sem glúten, considere ter alguns destes ingredientes à mão:

- **Farinha de araruta:** com valor nutritivo mais alto do que algumas outras farinhas, na maioria dos casos a araruta substitui o amido de milho.
- **Farinha de arroz integral:** esta farinha ainda contém o farelo, o que a torna mais nutritiva do que a farinha de arroz branco. Tem um sabor levemente amendoado.
- **Amido de milho:** você pode usar o amido de milho para engrossar, ou junto com outras farinhas em misturas usadas em alimentos que vão ao forno.
- **Farinha de milho:** você pode misturar a farinha de milho com outras farinhas para alimentos que vão ao forno, ou pode misturá-la ao fubá e fazer pão de milho ou outros pratos.
- **Farinha de grão-de-bico/fava (ou mistura):** não deixe que os nomes o assustem; estas são uma das melhores farinhas para cozinhar existentes hoje em dia. Elas proporcionam uma ótima textura e um valor nutricional extra, e não têm gosto de feijão.

- **Pó de gelatina (sem sabor):** muitas receitas sem glúten pedem gelatina sem sabor porque ela acrescenta umidade e proteínas e dá liga aos ingredientes.
- **Goma guar:** você não precisa ter as duas a goma xantana e goma guar, porém você pode usar uma no lugar da outra. Tome cuidado porque algumas pessoas acham que goma guar tem efeito laxante.
- **Lecitina:** é um *emulsificante*, o que significa que ela apenas ajuda os ingredientes a se misturarem. Feita de soja, a lecitina ajuda na textura e deixa os alimentos assados sem glúten mais aerados; ajuda também a comida a não estragar tão rápido.
- **Fécula de batata:** isto não é o mesmo que farinha de batata (que tem um sabor muito parecido com batata). A fécula de batata é uma farinha bem fina e branca. Ela não tem muito sabor, portanto não distorce o sabor de seus alimentos, no entanto, melhora a textura de misturas para alimentos que vão ao forno. Você pode usá-la para engrossar ou com outras farinhas em misturas para alimentos que vão ao forno.
- **Farinha de sorgo:** esta farinha nutritiva vem ganhando mais e mais destaque no mundo da culinária sem glúten. Seu sabor relativamente neutro a torna um ingrediente versátil na cozinha sem glúten.
- **Farinha de soja:** hoje em dia, as pessoas usam farinha de soja sobretudo em combinação com outras farinhas, se é que a usam. Ela tem um sabor forte, bem diferente, que algumas pessoas amam, mas outras não, definitivamente.
- **Farinha de arroz glutinoso:** algumas pessoas ficam confusas porque esta farinha é feita de arroz *glutinoso* e não deve ser confundida com "glutenoso" (o que, em termos técnicos, nem é uma palavra, embora eu a use com frequência). Glutinoso significa apenas *grudento*. A farinha de arroz glutinoso cozinha de forma diferente da farinha de arroz branca, e as pessoas geralmente a usam para engrossar molhos ou sopas.
- **Farinha de tapioca (ou amido)**: também chamada de *fécula de mandioca*. Ela é ótima porque dá um pouco de elasticidade e firmeza nos alimentos sem glúten, e não estão presentes em muitos alimentos do gênero.

- **Farinha de arroz branco:** há muito tempo considerada como ingrediente básico em uma dieta livre de glúten, a farinha de arroz branco vêm perdendo destaque para farinhas mais nutritivas e com consistências melhores, como de feijão, de arroz integral, de araruta e de sorgo. Todavia, a farinha de arroz branco, ainda assim, continua sendo um dos alimentos básicos em uma despensa livre de glúten. Seu sabor neutro não muda o gosto dos produtos que vão ao forno, e ela vem em texturas diferentes (do fino ao regular), o que altera a consistência dos alimentos.
- **Goma xantana:** produto obrigatório para assar pães sem glúten ou outras coisas no forno, a goma xantana ajuda a evitar que eles esfarelem.
- **Fermento:** O fermento seco e ativo é um ingrediente importante para pães sem glúten e outros alimentos que precisam crescer. Não use o fermento de crescimento rápido, a menos que a receita sugira. O fermento fresco é fundamental.

Misturas para se ter à mão

Você deve ter sempre à mão vários tipos de misturas de farinhas sem glúten para estar sempre prevenido. Estas misturas não são uma combinação, nem "trapaça" (em minha opinião). Elas são tão boas que em muitos casos acho que a versão sem glúten ganharia uma competição de comparação de sabor. O melhor de tudo é que com muito pouco trabalho de sua parte, sua casa vai exalar um aroma que vai parecer que esteve cozinhando o dia inteiro!

Algumas pessoas reclamam do custo das misturas, e eu admito que elas são um pouco mais caras. Entretanto, se você somar o custo dos ingredientes para preparar coisas que vão ao forno do zero (você já viu o preço da goma xantana recentemente?), descontar as fornadas que resultaram em coisas não comestíveis que se pareciam com pesos para ginástica, e considerar que o seu tempo tem pelo menos *este valor*,acho que o preço vale bastante à pena.

Eis algumas das misturas que eu sugiro que você tenha à mão:

- **Misturas de uso geral:** várias empresas fabricam diversos tipos de misturas para uso geral, e a maioria delas é excelente. Algumas usam a mistura de grão-de-bico/favas, e outras usam misturas de outras farinhas sem glúten. Use estas misturas para assar, ou empanar frituras ou alimentos que vão ao forno (e pule para o Capítulo 9 para ver outros alimentos que são ótimos para empanar).
- **Misturas para pão:** muitos tipos diferentes de mistura para pão estão disponíveis hoje em dia, a maioria delas pode ser colocada em uma máquina de fazer pão ou misturada à mão e assada no forno.
- **Brownies**: as misturas para brownies hoje em dia são incríveis. Algumas vêm com pedacinhos de chocolate, mas se não vierem, você pode adicioná-los por conta própria.
- **Bolos**: misturas para bolo sem glúten estão disponíveis em quase todos os sabores que desejar, e hoje em dia, elas são todas incrivelmente úmidas, leves e saborosas.
- **Chebe:** ele é tão diferente que não consegui definir em qual título deveria colocá-lo – pão, mistura para uso geral ou pizza – portanto fica ao seu critério, e ele é bom o suficiente para aparecer sozinho.
- **Cookies:** as misturas sem glúten para cookies, hoje em dia, são fantásticas. Elas vêm em quase todos os sabores que você pode sonhar, e ficam melhores do que qualquer outro comprado pronto.
- **Muffins:** Você pode preparar vários tipos de muffins sem glúten, inclusive de baunilha, mirtilo, maça e banana. Também pode comprar mistura básica para muffin e transformá-la em qualquer tipo de muffin que quiser.
- **Panquecas e waffles**: uma mistura serve para os dois; o que muda é apenas a proporção dos ingredientes (e é claro que você precisa do aparelho para fazer waffles).
- **Massas de torta:** no Capítulo 9, dou sugestões de como preparar suas próprias massas de torta a partir de cereais ou biscoitos moídos.
- **Massa de pizza:** existem misturas que ajudam a preparar uma massa rápida para pizza. Basta colocar seus ingredientes favoritos em cima, e a pizza estará tão boa ou melhor do que qualquer uma que alguém entregue em sua casa.

DICA

Tenha em mente que a maioria dos alimentos sem glúten, mesmo vários dos que você compra no comércio, não contêm conservantes. Isto significa que, diferente de algo comprado no supermercado com um prazo de validade de sete milênios, os seus alimentos sem glúten devem ficar na geladeira ou no freezer.

Produtos especiais semiprontos a considerar

Além de comprar misturas que podem ser preparadas em casa, é possível comprar produtos semiprontos sem glúten em lojas de produtos naturais, online ou até mesmo em alguns supermercados (veja o Capítulo 8 se quiser saber mais sobre estratégias de compras). Na verdade, algumas das lojas de produtos naturais estão começando a preparar os seus próprios produtos sem glúten e estão comercializando-as com uma marca própria. Não falo destes produtos aqui porque eles são específicos de cada loja.

Neste tópico, recomendo alimentos semiprontos sem glúten que você deve ter à mão como base em sua despensa.

- **Pão:** é verdade: compre pães semiprontos sem glúten online, em lojas de produtos naturais, ou nas seções especializadas de alguns supermercados.

  DICA

  Todo pão sem glúten fica melhor se colocado na torradeira antes, mesmo que planeje comê-lo mais tarde (como lanche, por exemplo).

- **Cereais:** não há muitos cereais sem glúten comercializados por empresas grandes sendo vendidos em supermercados "comuns", além dos velhos flocos de milho açucarados que vem na caixa.

  DICA

  Além dos itens proibidos de sempre como trigo, o glutenizador culpado mais comum nos cereais é o malte ou o aromatizante de malte. O malte pode ser obtido do milho, porém é mais comumente derivado da cevada.

- **Cookies:** cada vez vêm ocupando mais espaço nas prateleiras de lojas de produtos naturais, e até mesmo os corredores de produtos especializados nos supermercados. A maioria deles é excelente.
- **Biscoitos salgados:** há pouco tempo atrás, biscoitos salgados sem glúten não passavam de um sonho. Na atualidade, eles não são apenas uma realidade, são também deliciosos.
- **Comida congelada e acompanhamentos:** se é novo neste estilo de vida, pode ser que você não se dê conta de como isso é incrível, porém se já está nisso há um bom tempo ficará chocado e impressionado com o fato de ser realmente possível comprar comida congelada e acompanhamentos muito bons!
- **Massas de pizza semipronta**: estas massas de pizza, na maioria das vezes, vêm congeladas (caso contrário, é melhor colocá-las no freezer ao chegar em casa).
- **Massa:** hoje em dia, massas sem glúten estão disponíveis em todos os formatos, tamanhos e sabores. Viu? Com todos estes produtos especializados disponíveis, não é preciso sentir falta de nada em uma dieta sem glúten. Exceto do glúten, é claro!

Capítulo 8

Fazer Compras É Mais Fácil do que Você Imagina

Neste Capítulo:

- Desenvolvendo estratégias antes de ir ao supermercado;
- Descobrindo o que você quer comprar;
- Escolhendo um supermercado, qualquer supermercado;
- Fazendo render seu dinheiro ao máximo ao comprar produtos sem glúten.

Depois que o médico diagnosticou meu filho Tyler com doença celíaca, a primeira coisa que fiz foi fazer compras. Não compras do tipo "estou arrasada e acho que uma roupa nova vai me fazer sentir melhor"Fui ao supermercado. Este *é* um livro a respeito de comida, você sabe.

A boa notícia é que encontrar produtos sem glúten, na verdade, *é* mais fácil do que você pensa, e graças às novas leis sobre rótulos e à conscientização dos fabricantes, está cada vez mais fácil.

Neste capítulo, começo ajudando você a definir o que comprar. Depois darei algumas orientações sobre onde e como comprar e também– isto é importante – como economizar dinheiro com alimentos sem glúten. Aqui trago dicas importantes de compras para economizar tempo, dinheiro, frustração e vergonha por ter de contar uma história como a minha.

Sabendo o que Você Quer

Uma das melhores coisas que para facilitar as compras para desfrutar de um estilo de vida sem glúten é planejar com antecedência. Se tentar improvisar, em especial no começo, acabará gastando horas no supermercado andando em círculos, tentando descobrir o que comer, o que comprar, e *depois* preocupando-se em saber se a comida não tem glúten.

Planejar as refeições com antecedência e fazer listas de compras não apenas fazem com que economize tempo e dores de cabeça no supermercado, mas também fazem com que fique tranquilo no sentido de que as refeições planejadas realmente não conterão glúten. Além disso, se leu o Capítulo 6, verá que elas podem até mesmo ser super nutritivas.

Planejando suas refeições

A maioria das pessoas acha que planejar as refeições é uma ótima ideia, e que são capazes de fazer isto uma ou duas vezes. Entretanto, na maioria das vezes, as pessoas são espontâneas e impulsivas. Elas veem algo no supermercado que parece atraente (e como, em geral, estão morrendo de fome quando fazem compras, *tudo* parece bom), e jogam o produto no carrinho. Porém, planejar as refeições ajuda você a criar estratégias antes de ir ao supermercado.

DICA: Ao planejar suas refeições, tente não pensar em termos de cortar glúten, ao invés disso, pense em como você pode fazer substituições. Pense em coisas que gosta de comer – com ou sem glúten – e com base nestes alimentos, faça as substituições necessárias para transformar as refeições com glúten em refeições sem glúten (no Capítulo 9, explico como preparar *qualquer coisa* sem glúten com substituições simples.)

Eu sei que se sentar e fazer um plano para refeições é difícil, mas o esforço compensa quando se está no supermercado e percebe que os dias da semana estão voando. Aqui trago algumas dicas úteis:

- **Faça com que toda a família coma alimentos sem glúten.** Mesmo que alguns membros de sua família ainda sejam comedores de glúten, facilite a sua vida planejando para que a maioria, se não todas, as refeições da família sejam sem glúten. Este planejamento não é difícil se usar como base alimentos como carnes, frutas, verduras ou legumes e outros alimentos naturais.

- **Planeje os cardápios de vários dias de uma só vez.** Dê uma olhada nos livros de receitas (não é necessário que sejam específicos para a dieta sem glúten) e em receitas para se inspirar. Lembre-se que a dieta sem glúten *não* tem a ver só com arroz, milho e batatas. Na verdade, quanto mais variada ela for, melhor. A variedade não é apenas um tempero para a vida; ela é importante do ponto de vista nutricional.
- **Planeje um dia de maratona na cozinha.** Talvez seja bom escolher o domingo para ser o seu dia de ficar na cozinha.
- **Use alimentos que podem ter dupla função.** Se planeja preparar um frango assado grande para o jantar em uma das noites, você poderá contar com as sobras para um refogado de frango na noite seguinte.
- **Planeje refeições que possa preparar em uma panela de cozimento lento.** As panelas de cozimento lento são ótimas para refeições com um só prato principal.

DICA

Faça com que toda a família ajude no planejamento do cardápio. Nada é mais frustrante do que gastar um fim de semana planejando, fazendo compras e cozinhando, para no final, ouvir reclamações e lamentos sobre como a comida que costumava ser a favorita de alguém agora está tão "nojenta". Aliás, peça ajuda para cozinhar e limpar, também.

Fazendo listas

É exatamente na sua espontaneidade que os fabricantes de comida apostam. Eles querem que você seja impulsivo, e é por isso que eles o tentam com alimentos deliciosos e tão prejudiciais à sua saúde, mas que geram altas margens de lucro no final dos corredores e nos caixas (falo mais sobre a disposição dos alimentos no supermercados no tópico "Circulando pelos corredores" porque você precisa conhecer os segredos de marketing para não cair em suas garras). Quantas vezes você não ficou andando pelo supermercado pensando nas refeições deliciosas e saudáveis que prepararia durante a semana, para enfim chegar em casa com dúzias de sacolas de supermercado, incapaz de se lembrar de uma única refeição? Pois é, isso acontece comigo, também.

Correndo o risco disto soar um pouco básico demais, as listas de compras ajudam bastante e de verdade. Elas não só o lembram das comidas e ingredientes dos quais precisa, mas ajudam a evitar as compras por impulso.

Tenha uma lista das coisas que estão acabando ou que você precisa comprar da próxima vez que for ao supermercado. Certifique-se de que a lista estará ao alcance de qualquer pessoa da família, assim ninguém vai reclamar de que "esqueceu" de uma comida predileta (quando você nem mesmo sabia que aquela *era* a sua comida predileta).

Enquanto faz o planejamento do cardápio, ponha na lista os ingredientes de que precisa para as refeições da semana. Caso precise ligar para os fabricantes para descobrir se algum dos ingredientes contém glúten, este é o melhor momento de fazê-lo (se o produto não estiver na sua frente, em geral, poderá encontrar o telefone do fabricante na internet). Não espere até estar no supermercado porque pode descobrir que todos os representantes do serviço de atendimento ao consumidor da empresa já foram embora. Ah, e não se esqueça de levar a lista com você (isto vale para mim mesma porque sempre a esqueço)!

LEMBRE-SE

Não se esqueça dos lanchinhos! Não importa se a sua ideia de lanchinho significa sorvete ou passas, os lanchinhos são uma parte importante do dia. Quando estiver elaborando sua lista de compras, estimule os membros da família a listarem seus lanchinhos prediletos – de preferência do tipo saudável – assim você não terá de ouvir algo como: "Não há nada para comer nesta casa!".

Decidindo o que Comprar

É óbvio que as considerações mais importantes a serem feitas antes das compras são: o que você gosta, o que vai preparar e se não contém glúten?

Tenha em mente os dois tipos de alimentos sem glúten: aqueles que as empresas fabricam de maneira especial e aqueles que são naturalmente sem glúten.

Dando uma olhada nos produtos especiais sem glúten

Produtos especiais sem glúten são de empresas que comercializam especificamente alguns ou todos os seus produtos destinados a pessoas que não consomem trigo/glúten. Na maior parte das vezes, estes produtos são alimentos – como massa, pão, biscoitos, cookies e brownies – que na maioria dos casos conteriam glúten, mas tiveram suas composições alteradas de modo a não conter (veja o Capítulo 7 se quiser saber mais sobre os produtos especiais disponíveis).

Os produtos especiais quase sempre vêm identificados com: "não contém glúten", portanto não é necessário questionar o fato de serem seguros no que concerne às restrições de sua dieta. As empresas que fabricam estes produtos, em geral, fazem várias linhas de produtos e vendem os seus alimentos pelo correio, online ou em revendedores especializados. Hoje em dia, supermercados "normais" estão começando a disponibilizar mais destes produtos especiais.

Não se esqueça de que sem trigo não significa sem glúten. Caso veja uma embalagem que diz "não contém trigo", ele ainda poderá conter cevada, centeio, aveia ou derivados destes ingredientes.

Relembrando quais os alimentos naturalmente sem glúten

Muitas pessoas acham que o estilo de vida sem glúten as limita a comprarem alimentos marcados com a expressão "não contém glúten" no rótulo. Isto está longe de ser verdade! Limitar-se a estes alimentos é ultra restritivo, e significa também que você deixaria passar muitos alimentos que são inerentes – ou naturalmente – sem glúten, sendo que alguns deles estão entre os mais nutritivos. Alimentos que não contém nenhum glúten, embora o distribuidor não os rotule desta maneira. Estes são os alimentos óbvios – carne, aves, peixe, frutos do mar, frutas, verduras, legumes e castanhas – e alguns não tão óbvios assim, que embora pareçam, não contém glúten.

Muitos alimentos, incluindo balas, salgadinhos, pipoca, frios, condimentos e temperos não contêm glúten. Até mesmo alguns cereais não contêm glúten, porém não vêm marcados como tal (o quê? Um cereal sem aromatizante a base de malte?!).

Produtos orientais – como rolinhos de arroz, muitas comidas tailandesas e a maior parte dos molhos de peixe e de ostra – são bons exemplos de alimentos que, em geral, são naturalmente sem glúten (lembre-se, porém, que o molho de soja, na maioria dos casos, contém trigo). A cozinha mexicana e outras cozinhas étnicas também oferecem muitos alimentos naturalmente sem glúten.

Os melhores alimentos são aqueles que não têm rótulo: carne, frutos do mar, verduras e legumes e assim por diante. Entretanto, muitos outros alimentos não contêm glúten e não trazem isso no rótulo. Leia a lista de ingredientes, e se não vir nada que seja proibitivo de cara, ligue para o fabricante para confirmar que o alimento não contém glúten. Você vai se surpreender com a frequência com que encontrará produtos que poderá saborear sem problemas.

Decidindo Onde Comprar

Então, agora que você já sabe quais refeições quer preparar, tem pelo menos uma ideia de quais alimentos quer comprar e pode até ter uma lista em mãos. Onde vai comprar todas estas coisas (já que algumas delas você nunca tinha ouvido falar antes)? Bem, para a maioria das coisas de que necessita, pode ir para um supermercado – qualquer um – porque você não está tão limitado quanto imagina.

Supermercados "comuns"

É possível fazer a maior parte de suas compras em supermercados "comuns". Sim – do tipo que você encontra em cada esquina na maioria das cidades. Se está surpreso com isso, esqueça. Lembre-se de que o meu incentivo é para a ingestão, sobretudo de alimentos naturalmente sem glúten, e você poderá encontrá-los no simpático supermercado do seu bairro.

Com certeza, estes supermercados são mais convenientes e mais baratos do que as lojas especializadas. Mas de um ponto de vista psicológico, há outras razões menos óbvias para fazer compras em um supermercado normal.

Primeiro, a dieta sem glúten pode parecer restritiva e até assustadora para certas pessoas, algumas podem até se sentir isoladas (espero que não mais depois de ler *este* livro). Ser forçado a comprar apenas em lojas especializadas ou virtuais reafirma este sentimento de isolamento e desespero. Ao poderem fazer suas compras em lojas "normais", comprando produtos "normais" que todo mundo compra é realmente libertador para pessoas que se sentem desta forma.

Se você tem filhos que fazem dieta livre de glúten, considerar o impacto psicológico de fazer compras em supermercados comuns torna-se mais importante ainda. Crianças querem ser iguais a todas as outras e comer as marcas (e guloseimas) que todas as outras comem. E não há nada de errado nisso – sentir-se assim é perfeitamente normal. Para a maioria das crianças, sentir que faz parte do grupo é quase tão importante quanto respirar.

Marcas comuns à parte, muitos supermercados grandes oferecem, cada vez mais, itens especiais sem glúten. Se tem algum produto especial favorito que deseja que o supermercado local ofereça, não pense duas vezes em perguntar ao gerente se o estabelecimento pode providenciá-los A frequência com que terá uma resposta positiva pode surpreendê-lo, e o gerente ficará surpreso com o interesse dos consumidores por produtos sem glúten.

Lojas de alimentos naturais

A maioria das lojas de comidas naturais já sabe do crescente interesse por produtos sem glúten, e estão investindo para atender a esta demanda. Você encontrará todos os tipos de carnes, verduras e legumes (geralmente orgânicos) tão importantes na dieta sem glúten, e encontrará também muitos itens especiais sem glúten. Algumas lojas de alimentos naturais têm até mesmo seções dedicadas a estes produtos.

Como as lojas de produtos naturais vêm se tornando mais e mais populares, elas vêm expandindo suas ofertas e em geral oferecem uma variedade enorme de alimentos saudáveis exóticos e *gourmets*, suplementos, e até mesmo cosméticos e produtos para a casa. Fazer compras em um lugar como esse é muito mais divertido do que ir ao supermercado.

Mercados Étnicos

Você quer algo estimulante? Vá a um mercado asiático – quanto mais autêntico, melhor – e dê uma olhada em tudo o que não contêm glúten. Não se esqueça dos corredores tailandeses e indianos. De verdade, as opções são incríveis. Molhos, rolinhos de arroz, macarrão de tapioca, doces de arroz, coisas de que você nunca ouviu falar e coisas que poderia ficar imaginando por anos – tudo sem glúten. É claro que nem tudo têm rótulos indicando isto, mas tudo bem. Mas se houver rótulo, e ele estiver em português, você poderá ver por si mesmo que o glúten não está presente em muitos dos alimentos. Os asiáticos usam muito pouco trigo em seus produtos.

Outras culinárias étnicas podem lhe surpreender e encantar também. A cultura mexicana é apenas uma das várias outras que utiliza muitos ingredientes naturalmente sem glúten em seus pratos. Explore novas culturas sem sair de seu país e maravilhe-se com a variedade de alimentos sem glúten.

Sites da internet e catálogos

Todos os fabricantes de comida especializada sem glúten têm sites na web, portanto, caso conheça alguma marca específica que queira comprar, vá até o site e veja o que eles têm a oferecer (encontre os sites com uma busca rápida pelo Google). Para lhe ajudar a começar, aqui estão alguns sites onde você pode comprar várias marcas diferentes:

- `www.100gluten.com.br`
- `www.semgluten.com.br`

Além disso, alguns sites permitem que você classifique os produtos por outros agentes alergênicos, assim é possível restringir a busca apenas para alimentos, por exemplo, sem glúten, sem caseína, sem milho ou sem soja. Alguns sites oferecem, também, sistemas de classificação aos consumidores. Eles disponibilizam a classificação média fornecidas pelos consumidores e comentários específicos sobre um produto. Este tipo de sistema de classificação tem valor inestimável para ajudá-lo a decidir quais produtos comprar.

Se você não tem computador, a maioria das empresas oferece um número gratuito, e algumas enviam catálogos gratuitos para que você possa fazer o seu pedido por telefone ou por fax.

Circulando pelos Corredores

Você achava que fazer compras no supermercado era uma simples questão de empurrar o carrinho para cima e para baixo pelos corredores, certo? E aposto que pensava que *você* estava no controle de suas compras, certo? Na verdade, durante décadas, os psicólogos trabalhando para supermercados vêm estudando maneiras de fazer as pessoas gastarem mais, e descobriram maneiras sutis e subliminares de transformar a todos nós em Compradores Zumbis, vítimas de tentações posicionadas e espalhadas pelo supermercado de maneiras estratégicas, como um campo minado.

DICA

Procure e imprima uma cópia da lista de ingredientes seguros e proibidos na internet (tente a lista "*Safe & Fobidden Gluten-Free Foods & Ingredients*", em inglês, em `www.celiac.com` ou a lista de `www.acelbra.org.br`) e leve-a com você ao supermercado. Poderá precisar dela quando for ler os ingredientes nos rótulos dos produtos.

Analisando o corredor de alimentos saudáveis

A princípio, os corredores de alimentos saudáveis podem parecer a melhor aposta para encontrar alimentos sem glúten. Não necessariamente.

Os corredores de comidas saudáveis estão cheios de produtos gritando "grãos integrais" ou "vários grãos". Muitos dos alimentos "saudáveis" estão repletos de grãos integrais que fornecem fibras e nutrientes, e embora a dieta sem glúten, às vezes, permita grãos integrais como arroz, painço ou quinua, por exemplo, a maioria dos grãos integrais destes produtos contém glúten.

No entanto, as seções de comida saudável oferecem alguns benefícios. Quanto mais longa for a lista de ingredientes de um produto, menor será a probabilidade dele não conter glúten, e os corredores de alimentos saudáveis são bons locais para se encontrar itens que possuem listas curtas de ingredientes. Leia-as de forma bem cuidadosa!

Fico animada ao ver que os grandes supermercados oferecem uma variedade cada vez maior de produtos especializados sem glúten em seus corredores de alimentos saudáveis. Se o seu supermercado favorito oferece estes produtos, diga ao gerente o quanto gosta desta atitude e faça sugestões de novos produtos que o supermercado poderia oferecer. Existe uma chance de que os gerentes dos supermercados estejam "testando" os produtos sem glúten, e o seu retorno pode ser importante para garantir que o supermercado continue a oferecê-los.

Vivendo Sem Glúten – Sem Gastar Muito

Uma das reclamações mais comuns que ouço sobre a dieta sem glúten é que é mais cara – mas ela não precisa ser. Sim, entendo que um pão comum custa menos da metade do preço de um pão sem glúten. E o fato de que os biscoitos e bolachas sem glúten, em geral, são menores *e* custam o dobro do preço dos biscoitos comuns também não me passa despercebido. E sim, já paguei mais do que deveria em despesas de frete. Porém, há maneiras de economizar quantias significativas de dinheiro enquanto aprecia um estilo de vida sem glúten. Portanto, antes de pegar um empréstimo para financiar a sua dieta, tome nota destas dicas que podem fazê-lo economizar um bocado.

Diminuindo os produtos especializados

A maioria dos "gastos extras" na dieta sem glúten está no alto custo dos itens especializados. É necessário ter *alguns* produtos especiais à mão, e bolos ou guloseimas para ocasiões especiais estão definitivamente entre eles.

No entanto, se achar que está gastando demais para se adaptar a esta dieta, dê uma olhada em quantos e quais tipos de itens especiais você compra. Pães, biscoitos, cookies, bolos, pizzas, pretzels, rosquinhas – são caros, com certeza. Mas você não precisa deles. É possível comprar batatinhas fritas no supermercado por uma fração do preço de pretzels sem glúten. Mesmo sendo caros, os doces e chocolates que você pode comprar em qualquer supermercado são muito mais baratos do que as guloseimas especializadas.

Alguns dos itens especiais que as pessoas compram não são necessários. Baunilha sem glúten é um bom exemplo: qualquer baunilha não contém glúten! Não é necessário comprá-la como item especial.

Comprando genéricos

Não assuma que os genéricos estão proibidos nesta dieta. Na maioria das vezes, os produtos genéricos estão identificados de forma tão clara quanto as marcas conhecidas, e às vezes, um número gratuito está listado na embalagem para que você possa ligar e confirmar se o produto não contém glúten. Na maior parte das vezes, os genéricos estão marcados como "distribuídos por" uma cadeia grande de supermercados ou uma empresa de distribuição. Pesquise um pouco mais – ligue para o número gratuito para obter informações ou vá até a internet e obtenha o número do telefone da grande cadeia de supermercados ou da empresa distribuidora. Na maioria das vezes, poderá encontrar um representante do serviço de atendimento ao consumidor, o qual poderá ajudá-lo a descobrir mais a respeito dos ingredientes.

Comendo de forma nutritiva

Algumas pessoas acham que comer alimentos nutritivos custa mais caro. Não é verdade. Frutas e verduras frescas e carnes parecem ser caros – e são! Porém, batatinhas fritas e outros alimentos processados, que elevam o nível de açúcar no sangue – e que não apenas não tem valor nutricional, como também provocam ganho de peso e o fazem ficar com mais fome – são um completo desperdício de dinheiro.

Compre alimentos nutritivos, no entanto, compre apenas o necessário. A maioria dos alimentos nutritivos também é perecível, e se não usá-los dentro de poucos dias, as frutas e legumes "frescos" não estarão mais tão frescos assim.

Comendo em casa

Comer fora em restaurantes ou fast-foods consome o orçamento rapidinho. Comer em casa não apenas garante que a sua refeição seja, de fato, sem glúten, como o faz economizar dinheiro.

É claro que planejar e preparar refeições caseiras consome tempo (dou algumas dicas para economizar tempo no Capítulo 9), mas o dinheiro que economizará e a tranquilidade de saber que suas refeições serão nutritivas e não conterão glúten valem bastante o esforço.

Capítulo 9

Cozinhando: Dicas e Técnicas

Neste Capítulo

- Descobrindo como preparar qualquer coisa sem glúten;
- Explorando os grãos sem glúten;
- Adentrando o maravilhoso mundo da culinária sem glúten.

Tenho algumas dicas e técnicas únicas para cozinhar, que podem lhe ajudar em suas aventuras pela culinária sem glúten, e neste capítulo conto meus segredos Aqueles que me conhecem ou já me viram cozinhando devem estar dando uma risadinha neste exato momento porque a verdade é que tenho um estilo – pode-se dizer – *diferente* de cozinhar, e é provável que esteja se perguntando o que estou fazendo aqui dando dicas de culinária. Não quero acusar ninguém de nada, mas os meus editores me obrigaram a fazer isso! De certo modo, eles não acham que "abra o saquinho com a mistura, calcule mais ou menos as medidas e improvise" seja adequado para aqueles entre vocês que queiram cozinhar de verdade.

Sem Glúten e Com Criatividade: Improvisando na Cozinha

Acredito que quando damos uma receita para alguém, estamos lhe dando uma refeição; quando ensinamos alguém a criar receitas sem glúten, estamos dando refeições para uma vida inteira

Tenho um enorme respeito e admiração pelos autores de livro de receitas de verdade por aí, em especial, depois de ter escrito a seção de receitas deste livro. Portanto, se você ama receitas, poderá ficar muito feliz em saber que este livro inclui 65 receitas e que existem dúzias de livros de receitas excelentes de autores de livros de receitas de verdade.

Entretanto, também acho que saber como improvisar e preparar *qualquer coisa* sem glúten é muito importante. Às vezes, isso significa pegar uma receita de alguma coisa que, na maior parte das vezes, contém glúten e modificá-la para que fique sem glúten. Outras vezes significa deixar de lado a prudência e se virar sem nenhuma receita.

Nenhum ingrediente é mais importante na culinária sem glúten do que a criatividade. Nem sempre você tem os ingredientes à mão para o preparo do prato sem glúten que deseja. Pode ser que não tenha uma receita à mão para determinada refeição que tem em mente. Você pode pensar que não há maneira de transformar seu velho prato predileto em um bom prato sem glúten. Não deixe que nada disso o detenha. Cozinhar sem glúten na verdade é fácil se você improvisar, explorar alternativas e levar a sua criatividade para além dos limites na cozinha.

Adaptando qualquer prato para que não contenha glúten

Na prática, é possível transformar qualquer prato em sua versão sem glúten. Alguns são mais fáceis de serem modificados do que outros – os que vão ao forno são os mais difíceis, portanto, vou falar deles por último. Você pode escolher entre duas maneiras ao adaptar um prato: com ou sem uma receita.

Começando com uma receita

Se estiver seguindo uma receita de algo que contém glúten e quiser transformá-la, comece revendo a lista de ingredientes. Tome nota daqueles que contêm glúten. Depois, usando os substitutos que sugiro neste capítulo ou qualquer outro que queira e faça a substituição pelos ingredientes sem glúten, conforme o necessário.

Na maioria das vezes, ao fazer substituições, as medidas são convertidas de igual para igual – com exceção das farinhas, sobre as quais discuto no tópico "Substituindo por farinhas sem glúten".

Você não tem os substitutos adequados? Improvise. Por exemplo, se uma receita pede para passar farinha em algo antes de dourar na frigideira e você não tem nenhuma farinha sem glúten, talvez tenha alguma mistura sem glúten que possa funcionar. Misturas para panqueca e até mesmo misturas para muffins podem funcionar muito bem como substitutos para farinha para empanar.

Cozinhando sem uma receita

Ao seguir uma receita, a criatividade deve novamente prevalecer. Digamos que você queira fazer frango empanado. Decerto você não precisa de uma receita para isso; basta fatiar alguns pedaços de peito de frango e descobrir como empaná-los antes de fritar ou de levar ao forno. Coloque algumas de suas batatinhas fritas prediletas sem glúten sabor churrasco em um saquinho plástico e esmigalhe-as. Pronto! Você já tem com o que empanar!

Correndo o risco de ficar me repetindo, é preciso ter criatividade. As ideias para substituições neste capítulo não são nada mais do que isso – ideias. Descobrir substitutos que estejam de acordo com a sua conveniência, preferência e orçamento é algo que só depende de você.

Evitando contaminações ao cozinhar

Depois de ter trabalhado tão duro para criar uma refeição deliciosa e sem glúten, você não espalharia farinha de trigo sobre toda a comida, certo? É claro que não. Mas, às vezes, a *maneira* como cozinha pode contaminar o alimento, como se você tivesse feito exatamente isso, e pode ser que nem perceba que a sua comida está sendo contaminada.

Preparar comida com glúten ao mesmo tempo em que prepara uma sem não é um problema, entretanto, saiba que a contaminação durante o processo de preparo é um problema muito sério a ser levado em consideração, e tenha cuidado para não glutenizar (contaminar com glúten) a sua comida sem perceber Aqui estão algumas coisas com as quais é preciso ter cuidado:

- **Utensílios de cozinha:** você não pode virar um pão de hambúrguer contendo glúten com uma espátula e depois usar a mesma para virar o hambúrguer.
- **Superfícies de preparo com dupla função:** se está preparando comida com e sem glúten na mesma chapa, grelha, assadeira ou nas mesmas panelas, prepare a versão sem glúten antes.
- **Óleo para fritura:** ao fritar produtos empanados em óleo, pedacinhos da casquinha ou da massa ficam no óleo depois da fritura.

Usando substitutos

Para converter uma receita que, em geral, contém glúten para uma versão sem glúten, algumas substituições simples são necessárias. Na maioria das vezes, com exceção das farinhas utilizadas para preparo de alimentos no forno, as substituições são simples – basta trocar um pelo outro. Falarei sobre farinhas usadas em coisas que vão ao forno mais adiante neste capítulo.

- **Cerveja:** alguns pratos, principalmente os que são fritos, podem pedir cerveja na receita. Você pode usar as cervejas sem glúten disponíveis online ou substituir por sidra.
- **Produtos que dão liga: s**ão produtos que mantêm os ingredientes unidos. Como o glúten proporciona elasticidade e capacidade de distensão aos alimentos que vão ao forno, adicionar algum produto que dê liga aos alimentos que não contêm farinhas com glúten é uma boa ideia. Os produtos que dão liga incluem goma xantana, goma guar, pó de gelatina (também é boa porque adiciona proteína e umidade) e ovos.
- **Farinha de rosca:** nenhum segredo aqui. Qualquer um que já tenha comido uma fatia de pão sem glúten (em especial, sem torrá-la) sabe que não é difícil conseguir farinha de rosca. Além disso, cereais moídos funcionam bem, no lugar de farinha de rosca. Considere usar flocos de purê de batatas ou flocos de quinua.
- **Pãozinho: c**onsidere usar folha de alface, tortilha de milho ou, é claro, pão sem glúten.

- **Para empanar: s**e uma receita pede para empanar de alguma maneira, você tem diversas opções. Farinha de milho ou fubá com temperos misturados acrescentam uma textura interessante e batatinha chips esmigalhada sabor churrasco (sem glúten, é claro) é uma das minhas prediletas.
- **Sopas do tipo "creme de": u**se caldo de frango ou creme de leite, ou meio a meio. Lembre-se de acrescentar a comida que dá sabor ao creme – cogumelos, aipo, batata e assim por diante – com a finalidade de completar a sopa.
- **Croutons:** os caseiros são, na verdade, muito fáceis de fazer. A maioria das receitas para croutons sugere o uso de pão amanhecido, entretanto, não sugiro fazer assim no caso de pão sem glúten porque é provável que acabará apenas com as migalhas de crouton.
- **Substâncias para dar corpo:** delícia. Em geral algo que você não espera ver em um rótulo, eles nem sempre são ruins; podem estar no bolo de carne, por exemplo, onde na maioria dos casos, a receita pede farinha de rosca, biscoito de água e sal ou outros materiais para, bem, dar *corpo*. Pão ou farinha de rosca sem glúten são substitutos óbvios aqui, porém considere também sobras de pão de milho, flocos de purê de batatas ou até mesmo cereal sem açúcar esmigalhado.
- **Farinha:** muitas receitas pedem farinha para engrossar (veja os espessantes sugeridos nesta lista). Considere também, o uso de farinhas sem glúten como farinha de arroz, farinha de arroz glutinoso (são diferentes), fécula de batata, farinha de sorgo, farinha de grão-de-bico/favas e montina.
- **Tortilhas de farinha: o**s substitutos óbvios aqui são as tortilhas de milho.
- **Massa de torta:** uma das maneiras mais fáceis de fazer uma massa de torta é pegar o seu cereal favorito e esmigalhá-lo até que ele se transforme em pequenas migalhas, adicionar um pouco de manteiga (e açúcar, se o cereal não for doce o suficiente), e depois apertar a mistura no fundo de uma forma de torta.
- **Molho "especial":** tenho notícias para você, meu caro. O segredo foi revelado: você pode fazer aquele molho "especial" apenas com maionese e ketchup, e ambos não contêm glúten!

- **Molho de soja:** a maioria dos molhos de soja contém trigo (e o rótulo indica a presença dele com clareza), no entanto você poderá encontrar marcas que não contêm.
- **Teriyaki:** como a maioria dos molhos de soja contém trigo, a maioria dos molhos teriyaki (feitos de molho de soja) também contém. Existem algumas marcas de molhos teriyaki sem trigo disponíveis, entretanto, não tenha medo de preparar o seu próprio molho.
- **Espessantes:** muitas receitas pedem farinha para engrossar, e existem muitas alternativas disponíveis. Para coisas doces, experimente uma mistura em pó para pudim ou gelatina. A farinha de araruta, o agar, o polvilho de mandioca e o amido de milho também são ótimos espessantes. O mesmo vale para a farinha de arroz, que vem de arroz glutinoso (apesar do nome, ele realmente não contém glúten). E lembre-se das misturas para muffin ou bolos que tiver em casa. As misturas não apenas servem para engrossar as receitas, como o sabor adocicado proporciona uma surpresa agradável. Você pode encontrar mais informações sobre como usar espessantes sem glúten no tópico "Engrossando com amidos e farinhas sem glúten".

Cozinhando com Alternativas ao Trigo

A maior parte de cozinhar sem glúten é bem direta. Basta substituir ingredientes com glúten pelos sem e, em geral, terá resolvido o problema. O processo é um pouco diferente para comidas que vão ao forno, como explico mais adiante neste capítulo. Todavia a maior parte da culinária sem glúten não é muito diferente da culinária "comum", especialmente se você seguir o lema deste capítulo, e deixar a sua criatividade tomar conta.

Incorporando grãos alternativos sem glúten

Os grãos sem glúten e os grãos alternativos sobre os quais falo no Capítulo 4 não são apenas ultra nutritivos, como também acrescentam sabores e texturas únicos aos alimentos. Na maioria das vezes, eles são preparados como qualquer outro grão, como poderá ver na Parte

III deste livro e em livros de receitas. Entretanto, é necessário saber algumas coisas a fim de aperfeiçoar a arte de usar grãos alternativos sem glúten.

Ao cozinhar grãos sem glúten na forma de grãos integrais (em oposição a usá-los como farinha para coisas que vão ao forno), perceberá que estes grãos alternativos cozinham como a maioria dos grãos integrais – basta colocá-los em água fervente, baixar o fogo para que a água faça o cozimento e pronto. A proporção de grãos e água e o tempo de cozimento são, na verdade, as únicas coisas que variam. A Tabela 9-1 tem alguns valores aproximados para a quantidade de líquido e o tempo de cozimento; você pode modificá-los para que fiquem de acordo com a sua preferência.

Tabela 9-1 Cozinhando Grãos Alternativos

Grãos sem Glúten (1 xícara)	*Água ou Caldo de Galinha*	*Tempo de Cozimento*
Amaranto	2 ½ xícaras	20 a 25 minutos
Arroz Integral (grão longo ou curto)	3 xícaras	40 minutos
Trigo Sarraceno	2 xícaras	15 a 20 minutos
Milho (canjiquinha)	3 xícaras	5 a 10 minutos
Painço	3 xícaras	35 a 45 minutos
Quinua	2 xícaras	15 a 20 minutos
Teff	2 xícaras	15 a 20 minutos
Arroz Branco	2 xícaras	15 minutos
Arroz Selvagem	4 xícaras	45 minutos

A quinua, o painço, o teff, o amaranto, o trigo sarraceno e outros grãos alternativos são ótimos complementos para sopas, recheios e outros pratos. Aqui estão alguns pratos em que pode usar os grãos alternativos, sejam pré-cozidos ou simplesmente misturados com os outros ingredientes:

- **Lanches:** usando um pouco de óleo em uma panela, estoure os grãos de amaranto no fogo como se fossem pipoca e coma-os ao natural ou temperados.
- **Sopas:** use trigo sarraceno, quinua ou painço em sopas em substituição ao arroz ou macarrão.
- **Recheios:** use os grãos alternativos maiores como quinua, painço ou trigo sarraceno cozidos ao invés de farinha de rosca ou croutons em recheios. Tempere o recheio a gosto e depois coloque em legumes, aves ou lombo de porco.

Engrossando com amidos e farinhas sem glúten

As pessoas normalmente usam espessantes à base de amido como amido de milho, araruta e polvilho de mandioca para engrossar os molhos. Espessantes à base de amido dão um brilho transparente e reluzente à comida, e ficam ótimos em recheios de torta e em glaçados, porém os espessantes nem sempre parecem apropriados em molhos, portanto, saber quais usar é de suma importância.

DICA

Para engrossar com amidos sem glúten, misture o amido com uma quantidade igual de líquido em temperatura ambiente até formar uma pasta. Depois, misture a pasta ao líquido que está tentando engrossar. Após ter adicionado o espessante ao líquido, cozinhe-o por pelo menos 30 segundos ou até que o sabor de amido tenha sumido. Tenha cuidado para não cozinhar demais – líquidos que você engrossa com estes amidos podem ficar finos de novo se você cozinhá-los por muito tempo ou em uma temperatura muito alta.

Algumas destas farinhas têm a vantagem de funcionar bem com alimentos ácidos. Alimentos ácidos incluem frutas enlatadas e cristalizadas, cítricos, tomates e vinagre. Bananas, figos, abacates e batatas são exemplos de comidas não ácidas (são alcalinos).

Dê uma olhada em suas opções para espessantes:

- **Araruta:** use para engrossar líquidos ácidos, mas não se estiver usando laticínios (ele os deixa viscosos).

- **Amido de milho:** o amido de milho é a melhor opção para engrossar molhos à base de leite, mas não use em alimentos ácidos.
- **Fécula de batata:** mais comumente utilizada para engrossar sopas e molhos, a fécula de batata não funciona bem em líquidos fervidos.
- **Tapioca:** use sagu ou tapioca granulada para engrossar pudins e tortas, porém elas não se dissolvem por completo quando cozidas, de modo que poderá acabar com bolinhas gelatinosas no final.

LEMBRE-SE

Ao usar estas farinhas ou amidos para engrossar, as quantidades para substituição serão um pouco diferentes. Ao invés de 1 colher de sopa de farinha de trigo, utilize:

- **Agar:** ½ colher de sopa;
- **Araruta:** 2 colheres de chá;
- **Amido de milho:** ½ colher de sopa;
- **Gelatina em pó:** ½ colher de sopa;
- **Farinha de arroz (integral ou branco):** 1 colher de sopa;
- **Farinha de batata doce:** 1 colher de sopa.

Experimentando Preparar Coisas Sem Glúten no Forno

Não vou dourar a pílula: as coisas que vao ao forno são o tipo mais complicado de culinária sem glúten que você vai experimentar.

Sem glúten, os alimentos assados tendem a se esfarelar demais ou ficam pesados o suficiente para servirem como armas mortais. Usar goma xantana e combinar farinhas sem glúten são fundamentais para criar pratos assados sem glúten que sejam tão bons quanto os originais.

Apresentando a goma xantana: A estrela da massa

Com propriedades únicas que melhoram a consistência dos alimentos, a goma xantana é um ingrediente fundamental no sucesso de comidas sem glúten que vão ao forno. Em suma, ela mantém as partículas de comida unidas, e faz parte de molhos para salada, molhos em geral e sorvetes, dando a estes alimentos uma textura cremosa, rica e macia. A goma xantana vem provando ser eficiente em alimentos sem glúten, capaz de proporcionar a maciez e a elasticidade que o glúten, em geral, oferece.

Aqui está um guia para a quantidade de goma xantana a ser usada para cada xícara de farinha sem glúten:

- **Pães:** 1 colher de chá bem cheia;
- **Bolos:** ½ colher de chá;
- **Cookies:** ¼ colher de chá;
- **Muffins:** ¾ colher de chá;
- **Pizza:** 2 colheres de chá.

Substituindo por farinhas sem glúten

Muitas farinhas sem glúten funcionam bem para assar. Porém, elas nem sempre podem ser substituídas na mesma proporção. Em outras palavras, não se pode simplesmente trocar uma xícara de farinha de trigo por uma xícara de fécula de batata – pelo menos não se quiser obter os melhores resultados.

Lembre-se que cada uma destas quantidades substitui *1 xícara* de farinha de trigo (para os que não estão familiarizados com o termo culinário de alto teor técnico, *rasa* significa nada mais nada menos que *sem apertar* ou *quase cheia*):

- **Farinha de amaranto:** 1 xícara rasa;
- **Farinha de araruta:** 1 xícara rasa;
- **Farinha de trigo sarraceno:** 7/8 de xícara;
- **Fubá fino:** 1 xícara;
- **Fubá grosso:** ¾ de xícara;
- **Amido de milho:** ¾ de xícara;
- **Farinha de grão-de-bico:** ¾ de xícara;

- **Mistura de grão-de-bico/fava:** 1 xícara rasa;
- **Farinha de algaroba:** 1 xícara;
- **Farinha de painço:** 1 xícara;
- **Montina :** 1 xícara;
- **Farinha de batata:** ½ xícara;
- **Fécula de batata:** ¾ de xícara;
- **Farinha de quinua:** 1 xícara;
- **Farinha de arroz (branco ou integral):** 1 xícara rasa;
- **Sorgo:** 1 xícara rasa;
- **Farinha de soja:** ¾ de xícara;
- **Farinha de batata-doce:** 1 xícara;
- **Farinha de arroz glutinoso (*mochiko*):** 7/8 de xícara;
- **Farinha de tapioca ou polvilho:** 1 xícara;
- **Farinha de teff:** 7/8 de xícara.

Assando pão sem glúten

Embora alguns pães sem glúten tenham um excelente sabor hoje em dia, eles ainda têm um sabor um pouco diferente dos pães feitos com farinha de trigo. E por que isso surpreende as pessoas? É como fazer torta de maçãs, e usar cerejas ao invés de maçãs, e ficar surpreso com o fato de que ela não tem sabor de maçã. É claro que pão sem glúten não tem, exatamente, o mesmo sabor que pão feito de trigo – ele não contém *trigo!*

DICA

É preciso *sempre* torrar o pão sem glúten. Torrar dá uma consistência melhor e faz com que ele esfarele menos. O pão sem glúten é ótimo para sanduíches quentes porque a manteiga e o processo de grelhar conferem uma textura crocante e selam o pão para que ele não esfarele.

Aqui estão algumas dicas para fazer pão:

- Todos os ingredientes que utilizar, exceto a água, devem estar em temperatura ambiente;
- A água em que mistura o fermento deve estar morna;
- Adicionar proteína extra na forma de ovos, substitutos para ovos, leite em pó ou queijo tipo cottage ou ricota é importante para ajudar o fermento a agir;
- Vinagre, em geral vinagre de maçã, ajuda na ação do fermento e a ressaltar o aroma do pão. Às vezes, as receitas pedem suco de limão ou um *melhorador de massa* no lugar. Estes ingredientes também atuam como conservantes;
- Você deve usar formas pequenas para fazer pão sem glúten;
- Pães sem glúten tendem a precisar de um pouco mais de tempo para assar, portanto, cubra a sua assadeira com papel-alumínio nos últimos 15 minutos, mais ou menos, para evitar que queime;
- Espere até que o pão tenha esfriado até a temperatura ambiente para fatiá-lo.

Parte III

Dos Cardápios às Refeições: Receitas Sem Glúten para Gourmets

A 5ª Onda por Rich Tennant

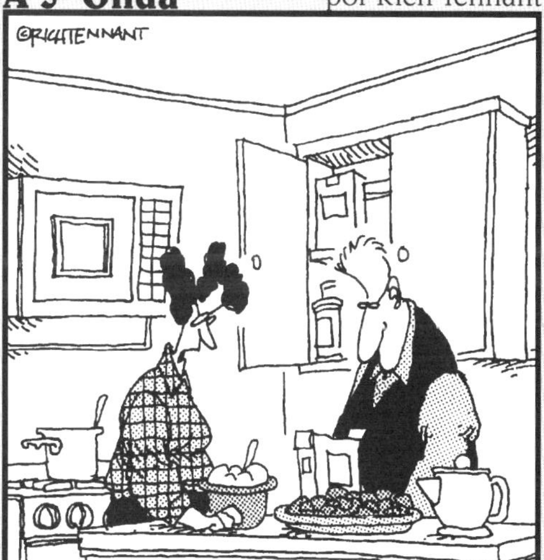

"É uma refeição quase perfeita. Tem 40% de gordura, 30% de proteína, 20% de carboidratos e 10% de culpa pelos 40% de gordura."

Nesta parte...

Apresento aqui receitas sem glúten. Sinto-me compelida a jogar limpo neste ponto e avisá-lo de que não sou uma autora de livros de receita de verdade, nem pretendo ter um programa de televisão. Porém, realmente cozinho, e as receitas que dou são de verdade, que uso (as medidas são estimativas, mas houve uma profissional de verdade que fez os testes e confirmou que as receitas realmente dão certo!). Quando cozinho, não só *desglutenizo* os velhos pratos prediletos, como também adoto ingredientes e modos de preparo tradicionais de várias culinárias,sem glúten por natureza. Nesta parte, apresento algumas das minhas receitas prediletas. Algumas simples, outras sofisticadas, mas todas fáceis de fazer.

Capítulo 10

Começando pelo Começo: o Café da Manhã

Neste Capítulo

- Tirando o máximo proveito das manhãs corridas;
- Começando o dia com ovos;
- Começando o dia com vitaminas;
- Descobrindo pratos rápidos que você achava que eram proibidos;

Quando a maioria das pessoas pensa em um café da manhã típico, imagens de pães, panquecas, muffins, torradas ou granola são o que vêm à mente. Então, o que nós que fazemos uma dieta sem glúten devemos fazer? Cair de boca, é isso que devemos fazer! Sim, você pode apreciar as deliciosas comidas tradicionais de café da manhã que a princípio podem parecer fora dos limites na dieta sem glúten.

Mas não tenha medo de pensar além dos pratos tradicionais do café da manhã. As vitaminas são deliciosas e nutritivas, e pimentas chili recheadas ao forno podem animar qualquer café da manhã – ou da tarde, se for o caso. Use este capítulo como inspiração para explorar alternativas à velha rotina do café da manhã de sempre. Quando começar a pensar além do tradicional café da manhã, vai descobrir um mundo totalmente novo de opções sem glúten para começar bem o seu dia.

Começando o Seu Dia Sem Glúten

Se as manhãs forem um tanto quanto caóticas em sua casa, gastar tempo para preparar um café da manhã saudável e sem glúten parece ser um luxo fora da sua realidade. Mas na verdade, o café da manhã, como sua mãe provavelmente dizia, é a principal refeição do dia. Ele não apenas ajuda a manter o seu peso ativando o metabolismo logo de manhã, como também propicia atitudes mais positivas e um maior rendimento no trabalho e na escola. Começar o seu dia com um café da manhã nutritivo e sem glúten trará um impacto positivo em todo o seu dia.

Lanchinhos para viagem

Se tem pouco tempo, ainda é possível escolher dentre muitas comidas nutritivas sem glúten. O truque consiste em estocar alimentos integrais fáceis de comer e que você pode levar com você enquanto corre porta afora. E as comidas não precisam ser aquelas tradicionais do café da manhã. Veja algumas sugestões:

- Queijo cottage (com ou sem fruta) em embalagens para viagem;
- Frutas frescas ou secas ou saladas de frutas prontas;
- Biscoitos de água e sal sem glúten com fatias de queijo;
- Ovos cozidos (para ficar melhor ainda, coloque condimentos);
- Sobras de pizza sem glúten;
- Iogurte com pouca ou sem gordura.

Mix de castanhas e frutas (*trail mix*) é um nome bonito para descrever uma mistura de castanhas, frutas secas e outros petiscos, e é um café da manhã "para viagem" excelente. Chamá-lo de mix de castanhas e frutas dá a ilusão de que ele é nutritivo, mesmo que algumas pessoas fiquem apenas pescando as gotinhas de chocolate! Você pode comprar o mix já pronto, mas tome cuidado porque algumas frutas secas (em especial as tâmaras) são recobertas com farinha de aveia, e algumas castanhas vêm com temperos que podem conter glúten. É fácil preparar o seu próprio mix com seus ingredientes sem glúten favoritos, que podem incluir:

- Castanhas (como amendoins, amêndoas e castanhas de caju);
- Frutas secas (como passas, damascos e chips de banana);
- Coco em lascas;
- Gotas ou pedaços de chocolate;
- Alfarroba.

Se você sabe que a sua manhã é corrida, prepare um café da manhã para viagem na noite anterior. Coloque o mix de castanhas e frutas, um iogurte, uma maçã e um suco pequeno ou garrafinha de água em um saquinho e deixe na geladeira. Se estiver mesmo a fim de deixar seus filhos e sua mulher (ou seu marido) envergonhado(a), decore a sacola com corações e rabiscos coloridos. E não se esqueça da colher para o iogurte!

Acrescentando energia ao seu dia sem glúten com proteínas

A proteína tem uma verdadeira carga de nutrientes, regulando os níveis de açúcar no sangue e fornecendo muita energia, que será utilizada ao longo do seu dia. Ao começar o seu dia com uma refeição rica em proteínas, estará dando uma recarga nutricional ao seu organismo que poderá mantê-lo durante horas.

A proteína não só oferece energia por tempo prolongado, como também ajuda a perder peso. A proteína estimula a secreção do *glucagon,* o hormônio que diz ao seu organismo para mobilizar gordura e começar a quebrá-la. Isto reduz as gorduras armazenadas, e em última instância, diminui sua cintura.

Felizmente, alimentos com alto teor de proteínas são abundantes na dieta sem glúten.

Do ponto de vista da vida sem glúten, na verdade não importa se a proteína é de origem vegetal ou animal. Os ovos são uma fonte óbvia de proteína para o seu café da manhã, porém você pode incorporar um bocado de outras fontes de proteínas em sua primeira refeição do dia:

- Lombinho canadense ou fatias de presunto
- Laticínios (leite desnatado, queijo, iogurte)
- Filé magro ou carne em tiras
- Castanhas

- Shakes de proteínas e vitaminas (você poderá encontrar ideias de receitas no tópico "Vitaminas para Principiantes")
- Fatias de peito de peru

O Incrível e Comestível Ovo

Os ovos têm mais a oferecer do que muitas pessoas imaginam. São nutritivos ao extremo, contendo todos os aminoácidos essenciais e inúmeras vitaminas e antioxidantes. Convenientes, baratos, fáceis de serem preparados e fáceis de mastigar. Raramente causam reações alérgicas, e cumprem um papel importante em diversas receitas.

DICA

Você já se perguntou como diferenciar um ovo cru de um ovo cozido? É simples, faça-os girar. Um ovo cozido gira om facilidade e um ovo cru não. Isto acontece porque o ovo cozido é sólido, portanto, ele todo gira em uma única direção. O ovo cru chacoalha e não permite um giro rápido.

Ovos à Moda Grega

Se acordar num clima Mediterrâneo, experimente estes Ovos à Moda Grega, que levam tomate seco, azeitonas e queijo feta. Na verdade, esta receita não tem gordura nenhuma e é uma versão especial light dos ovos gregos pois usam somente as claras. ***Utensílios:*** *Processador de alimentos, ramequim de 10 cm ou refratário que pode ir ao fogo*

Tempo de preparo: *10 minutos*

Tempo de cozimento: *15 minutos*

Rendimento: *2 porções*

Ingredientes:

Azeite de oliva

½ de xícara de claras (aproximadamente 4 a 5 ovos)

4 azeitonas sem caroço

½ colher de sopa de alho amassado (cerca de 1 dente)

3 colheres de sopa de tomates secos (prefiro o tipo desidratado e não aquele embebido em azeite)

¼ de xícara de folhas de manjericão

2 colheres de sopa de queijo feta esfarelado

2 fatias de pão torrado sem glúten

1 Unte um ramequim de 10 cm (uma forma pequena que vai ao forno) ou um refratário com o azeite. Coloque o ramequim dentro de uma panela grande, e depois adicione a água na panela até que o nível atinja a metade do recipiente.

2 Leve a panela ao fogo alto, e adicione as claras de ovos. Assim que a água começar a ferver, abaixe o fogo e tampe a panela. Marque 15 minutos.

3 Enquanto os ovos cozinham, misture os tomates, o manjericão, as azeitonas e o alho em um processador de alimentos. Use a função pulsar até que os ingredientes estejam bem picados. Misture o queijo feta.

4 Passados os 15 minutos, dê uma olhada nos ovos. Cozinhe-os até que o centro não esteja mais líquido. Quando os ovos estiverem prontos, remova o ramequim da água fervente com cuidado.

5 Torre o pão. Espalhe duas colheres de sopa da mistura de manjericão, tomate e queijo em cima de cada fatia de torrada.

6 Solte os ovos do ramequim com uma faca e ponha-os em cima da torrada. Cada pedaço de torrada deve conter metade dos ovos. Adicione o restante da mistura de manjericão, tomate e queijo em cima dos ovos e sirva.

Por porção: *Calorias 241 (de gorduras 99); Gorduras 11g (saturada 2g); Colesterol 8mg; Sódio 443mg; Carboidratos 25g (Fibra Alimentar 2g); Proteínas 10g.*

Vitaminas para Principiantes

As vitaminas são uma ótima maneira de começar o dia. Elas não são apenas deliciosas e fáceis de preparar, como também são uma maneira de adicionar coisas nutritivas no alimentos sem que ninguém perceba.

Seja criativo em suas tentativas de ser saudável. Aqui está uma lista inicial para lhe dar ideias do que colocar nas vitaminas para melhorar o seu valor nutricional. Todos os ingredientes são encontrados na maioria das lojas de alimentos saudáveis.

Proteína em pó: existem literalmente centenas de tipos de proteínas em pó no mercado – com pouco carboidrato, pouca caloria, muito carboidrato, muita caloria e tudo neste intervalo. Elas, em geral, são provenientes de soro de leite, ovos, soja e arroz, e vêm em versões com ou sem sabor.

Espirulina: durante séculos, pessoas em todo o mundo vêm consumindo a espirulina, uma alga verde-azulada considerada como super-rica em vitaminas e minerais, e que dizem trazer benefícios nutricionais e medicinais.

Farinha de linhaça ou sementes de linhaça: a linhaça é rica em proteínas, porém tem mais destaque por acrescentar ácidos graxos essenciais e fibras à dieta (é também um laxante poderoso, portanto tome cuidado!).

Óleos com ácidos graxos essenciais Ômega-3, -6 e -9: embora ofereçam o mesmo tipo de ácido graxo essencial que a linhaça, algumas pessoas preferem os óleos ao invés de comer as sementes em pratos, especialmente quando acrescentados às vitaminas.

E é claro, os grandes vencedores de sempre para incrementar a sua vitamina com nutrientes e cores, e para que ela fique mais benéfica como um todo são as frutas, verduras e legumes frescos.

Acorde e Sinta o Aroma do Bolo de Café: Ideias para um Café da Manhã Quente

Ah... poucas coisas fazem com que uma manhã comece melhor do que acordar com o aroma de muffins ou bolo de café recém-assados.

Você acha que precisa se privar deste prazer na dieta sem glúten? Não, meus caros amigos que não comem glúten. Este tópico provará que existem vários jeitos de preparar as deliciosas comidinhas de café da manhã, que você temia serem coisas do passado.

Bolo de Café

Fico pensando por que ele é chamado de bolo de café quando não há café nele. Bem, de qualquer modo, com ou sem café, este bolo com certeza vai tirar a família da cama e fazê-los descer correndo para a mesa do café da manhã. E não é de se admirar – que se eles forem iguais a mim, o mais provável é que estejam atrás apenas da cobertura de açúcar e canela!

Tempo de preparo: *10 minutos*

Tempo de cozimento: *25 minutos*

Rendimento: *4 porções*

Ingredientes:

¼ de xícara de óleo de canola	*1 ½ xícara de mistura de farinha sem glúten*	*1 ½ colher de sopa de goma xantana*
2 ovos, batidos	*1 xícara de açúcar*	*2 colheres de sopa de fermento em pó*
½ xícara de leite	*spray para untar*	*1 ½ xícara de açúcar mascavo*

Calda

2 colheres de sopa de mistura de farinha sem glúten	*2 colheres de sopa de canela*	*3 colheres de sopa de manteiga derretida*

1 Preaqueça o forno a 190ºC.

2 Em uma vasilha grande, misture o óleo, os ovos e o leite.

3 Peneire juntos 1 ½ xícaras da mistura de farinhas, a goma xantana, o açúcar e o fermento. Adicione estes ingredientes secos à mistura de ovos e misture bem.

4 Unte uma forma quadrada de 25 cm e despeje a massa.

5 Em uma vasilha pequena, faça a cobertura misturando o açúcar mascavo, 2 colheres de sopa da mistura de farinhas, a canela e a manteiga. Jogue a cobertura sobre a massa do bolo.

6 Asse o bolo por cerca de 25 minutos. Para saber se está pronto, espete um palito de dentes no centro. Se o palito sair limpo, está pronto.

Por porção: *Calorias 785 (de gorduras 243); Gorduras 27g (saturada 8g); Colesterol 13 mg; Sódio 260mg; Carboidratos 131g (fibra alimentar 3g); Proteínas 9g.*

Panquecas

Não importa o nome que você dê a elas, as panquecas vêm sendo apreciadas como uma comida básica para o café da manhã durante séculos. Da mesma forma, é possível usar esta massa para fazer waffles – basta seguir as instruções de preparo que vêm junto com seu aparelho de fazer waffles. Incremente suas panquecas e waffles acrescentando bananas picadas ou gotas de chocolate à massa, ou coloque frutas frescas ou creme chantilly em cima. Pessoalmente, acho que o melhor nas panquecas e waffles é que elas conseguem absorver um monte de melado.

Tempo de preparo: *10 minutos*

Tempo de cozimento: *5 minutos por panqueca*

Rendimento: *8 porções*

Ingredientes:

Spray para untar

1 xícara de mistura de farinhas sem glúten

1 colher de sopa de goma xantana

1 colher de chá de fermento em pó

2 colheres de baunilha

2 ovos, batidos

2 colheres de sopa de óleo vegetal

1 xícara de leite

1 Aqueça uma chapa ou frigideira em fogo médio. Para saber se a frigideira está na temperatura correta, deixe cair uma gota de água na frigideira – se a água soltar um chiado assim que cair e ficar se movendo, a frigideira estará quente o suficiente. Unte a frigideira de leve.

2 Em uma vasilha média, coloque a mistura de farinhas, a goma xantana e o fermento em pó e misture. Adicione a baunilha, os ovos, o óleo e o leite. Misture a massa até que fique úmida, usando um batedor para remover os grumos.

3 Use uma colher grande para derramar cerca de 1/3 xícara de massa na chapa quente ou frigideira (para fazer uma panqueca em forma de Mickey Mouse, derrame uma colherada grande de massa, e use duas menores para as orelhas).

4 A massa deve começar a formar bolhas dentro de cerca de 3 minutos. Quando começar, levante a panqueca de leve com a ajuda de uma espátula para ver se a parte de baixo está dourada. Se estiver, vire a panqueca. Desta vez, você não verá bolhas para saber quando a panqueca está ficando dourada, portanto terá que dar uma espiada de vez em quando. Na maioria das vezes, a panqueca leva de 2 a 3 minutos para começar a ficar dourada do outro lado.

Dica: *Tente usar frutas "cozidas" para ter uma opção mais saudável de calda. Coloque morangos ou mirtilos frescos ou congelados inteiros em uma panela com um pouco de açúcar, esmague um pouco as frutas e adicione um pouquinho de água. Aqueça a mistura lentamente até que o açúcar seja dissolvido no suco*

Por porção: *Calorias 141 (de Gorduras 55); Gorduras 6g (Saturada 1g); Colesterol 57mg; Sódio 82mg; Carboidratos 18g (Fibra Alimentar 1g); Proteínas 4g.*

Capítulo 11

Entradas com Atitude

Neste Capítulo

- Fazendo petiscos
- Descobrindo os molhos
- Enrolando tudo: os wraps

As entradas, por definição, servem para abri o apetite – ou seja, fazem com que fiquem com fome (por acaso sou a única pessoa que vê uma certa ironia em comer entradas deliciosas para fazer a pessoa ficar com mais fome?).

Toda grande reunião começa com entradas saborosas, não importa se está em uma reunião casual com os amigos e familiares ou em uma elegante *soirée* entre socialites. As entradas não só abrem o apetite, como também estimulam a imaginação, preparando o palco para a refeição principal que está por vir.

Entretanto, a antecipação provocada pelas entradas pode se transformar em desapontamento rapidamente para alguém numa dieta sem glúten, pois em geral, as entradas parecem ser enormes porções de glúten. E qualquer um que esteja planejando uma festa, pode ver que a maioria das receitas de entradas provavelmente contêm farinha, farinha de rosca ou uma miríade de outros ingredientes contendo glúten, espalhando o medo dentre os anfitriões de todas as partes: o que posso servir para causar boa impressão e que seja sem glúten?

Caso esteja paralisado de ansiedade por causa das entradas, não tema: as entradas sem glúten estão aqui! Só não coloque a culpa em mim se todo mundo ficar satisfeito demais para comer o prato principal.

Apresentando Comidinhas de Lamber os Dedos

As pessoas amam comer com as mãos. E desde que você esteja usando jeans para poder limpar as mãos nele, qual o problema? Nesta parte, apresento algumas das minhas receitas favoritas que vão ajudá-lo a dar começar sua festa com comidinhas divertidas para se comer com as mãos.

Bolinhas de Milho Picantes

Este prato delicioso usa polenta. Antes considerada uma comida de camponeses (como sua prima canjiquinha), a polenta é um prato italiano feito de fubá que vem se tornando cada vez mais popular. Você poderá encontrar a polenta na maioria dos supermercados. Para esta entrada, a polenta acrescenta mais do que apenas sabor – ela, na verdade, dá liga às bolinhas de milho.

Tempo de preparo: *15 minutos*

Tempo de cozimento: *25 minutos*

Rendimento: *4 porções*

Ingredientes:

1 xícara de milho em lata

2 pimentas chili frescas sem semente e em fatias finas

1 colher de sopa de alho amassado (cerca de 2 dentes)

10 folhas de limão kaffir, cortadas bem finas (encontradas na seção tailandesa de mercados asiáticos)

3 colheres de sopa de coentro fresco picado

2 ovos, batidos

½ xícara de polenta pronta

¼ de xícara de vagem picada bem fina

½ xícara de óleo de amendoim (para fritar)

1 Coloque o milho, as pimentas chili, o alho, as folhas de limão, o coentro, os ovos, a polenta e as vagens em uma vasilha grande; misture-os bem. Use as mãos para formar bolinhas mais ou menos do tamanho de uma bolinha de golfe. Coloque-as em uma travessa.

2 Aqueça o óleo de amendoim em uma panela tipo *wok*, frigideira ou fritadeira em fogo alto. O óleo está quente o suficiente quando uma gotinha de água estourar ao ser pingada no óleo. (tome cuidado, mais do que uma gota, e ela pode estourar e lhe queimar).

3 Vire as bolinhas de vez em quando, fritando-as no óleo até que estejam douradas e crocantes por fora (cerca de 7 minutos). Retire as bolinhas da panela com o auxílio de uma escumadeira, e deixe que sequem sobre papel toalha.

Por porção: *Calorias 294 (de Gorduras 149); Gorduras 17g (Saturada 3g); Colesterol 106mg; Sódio 226mg; Carboidratos 28g (Fibra Alimentar 4g); Proteínas 7g.*

Caindo de Boca nos Molhos Cremosos

Não importa se vai mergulhar legumes, chips ou alimentos fritos, alguns bons molhos cremosos (também chamados de pastinhas) têm muito a oferecer e é possível variar o seu repertório de receitas básicas para criar incríveis entradas sem glúten. Embora muitos molhos cremosos (ou dips) sejam naturalmente sem glúten, outros exigem apenas pequenos ajustes aqui e ali para torná-los seguros a qualquer adepto da dieta sem glúten.

CUIDADO!

Mergulhar duas vezes uma comida no mesmo molho *não* é permitido, em especial se alguns dos convidados estiverem comendo alimentos com glúten. Depois que as pessoas tiverem mergulhado porções de glúten no molho, ele não será mais sem glúten.

A propósito, os molhos não são apenas para mergulhar as comidas. Use-os como recheios de legumes ou sobre metades de ovos cozidos ou espalhe-os sobre quesadillas. Você pode também usá-los em crepes ou em tortilhas de milho – você pode usar o molho como recheio de wraps e comê-los inteiros ou fatiá-los em rolinhos sofisticados.

Molho Cremoso de Espinafre e Alcachofra

Você não vai encontrar isso em *Dieta Para Leigos*, mas ele não contém glúten! Use este molho cremoso de queijo com chips de tortilha de milho, biscoitos de arroz, legumes ou casca de batatas fritas. Se tiver um pão sem glúten preferido, corte-o em fatias finas e espalhe o molho cremoso de alcachofras e espinafre por cima.

Tempo de preparo: *10 minutos*

Tempo de cozimento: *25 minutos*

Rendimento: *12 porções*

Ingredientes:

220 gramas de cream cheese

¼ de xícara de maionese

½ colher de chá de alho amassado (cerca de 1 dente)

1 colher de chá de manjericão fresco

Sal e pimenta a gosto

½ xícara de espinafre cozido, escorrido e picado

½ xícara de queijo parmesão ralado

½ xícara de queijo pecorino ralado

¼ de xícara de queijo mussarela ralado

400 gramas de corações de alcachofra em vidro, escorridos e picados

Óleo ou manteiga para untar

1 Preaqueça o forno a 175ºC. Deixe que o cream cheese chegue a temperatura ambiente.

2 Em uma vasilha grande, misture o cream cheese, a maionese, o alho, o manjericão, o sal e a pimenta. Separe algumas colheres de chá de cada queijo para colocar em cima, e adicione os queijos parmesão, pecorino e mussarela. Misture tudo muito bem.

3 Adicione os corações de alcachofra e o espinafre, e misture novamente.

4 Unte uma travessa com capacidade para cerca de 1 litro e que possa ir ao forno, coloque o molho cremoso e espalhe por cima os queijos separados no passo 2.

5 Leve o molho ao forno por cerca de 25 minutos ou até que a parte de cima comece a ficar dourada e os queijos derretam.

Por porção: *Calorias 139 (de Gorduras 111); Gorduras 12g (Saturada 6g); Colesterol 30mg; Sódio 292mg; Carboidratos 3g (Fibra Alimentar 0g); Proteínas 5g.*

Chips de Tortilha Caseira

Chips de tortilha de milho, ou *totopos* em espanhol, são ótimos para comer com vinagretes ou molhos cremosos. Você pode polvilhar um pouco de queijo ralado neles, ou *queso seco* (queijo mexicano curado) e servi-los com outros pratos, como sopas. Use tortilhas de milho amanhecidas; as frescas não ficam tão crocantes quando fritas.

Tempo de preparo: *15 minutos*

Tempo de cozimento: *15 minutos*

Rendimento: *48 chips*

Ingredientes:

8 tortilhas de milho

Óleo para fritar

Sal

1 Corte cada tortilha de milho em seis partes triangulares.

2 Coloque o óleo em uma panela grande e funda (ou fritadeira) de modo que pelo menos 1 cm de óleo cubra o fundo. Você deve ter óleo suficiente na panela para que ambos os lados da tortilha possam fritar ao mesmo tempo. Coloque a panela em fogo alto.

3 Teste a temperatura do óleo colocando um pedaço de tortilha no óleo. Se ele borbulhar e flutuar, o óleo estará quente o suficiente. Caso contrário, descarte este pedaço e espere até que o óleo esquente mais um pouco.

4 Frite os pedaços de tortilha até ficarem dourados (é rapidinho). Use uma escumadeira ou pegador de fritura para retirá-los do óleo e escorra os pedaços em papel toalha.

5 Jogue sal nos pedaços de tortilha.

Varie! *Para fazer tortilha chips light, asse as tortilhas de milho a 200°C por 8 a 10 minutos ou até que estejam crocantes. Corte-as em triângulos antes de assá-las ou quebre-as em pedaços depois.*

Por porção: *Calorias 99 (de Gorduras 48); Gorduras 5g (Saturada 0g); Colesterol 0mg; Sódio 0mg; Carboidratos 12g (Fibra Alimentar 1g); Proteínas 2g. com base em 8 porções.*

Soltando a Imaginação com os Wraps

Os wraps, uma das tendências mais populares de hoje em dia em termos de comida, oferecem possibilidades infinitas para pratos sem glúten, muitos deles podem servir como uma excelente entrada ou prato principal. O único limite para o que você pode transformar em wrap é a sua criatividade e o seu senso de aventura. Use tortilhas de milho, crepes, folhas de arroz ou de alface para enrolar, e depois deixe a sua imaginação correr solta ao criar recheios inteligentes e saborosos dependendo do que usar para enrolar.

No entanto, aqui vai um conselho: você pode querer deixar de lado os wraps em um primeiro encontro ou quando o seu chefe estiver jantando em sua casa. Eles são deliciosos, sem dúvida, porém poderá não causar a melhor das impressões: uma porção desta comidinha para comer com os dedos, em geral, vira uma porção para se comer com a mão toda.

DICA

Se tiver problemas para decidir o que colocar nos wraps, dou algumas receitas para impressionar todos os seus convidados nos tópicos seguintes. Mas, aqui estão algumas ideias para começar:

- **Rolinho de Salada Caesar:** na verdade qualquer salada funciona bem em um wrap
- **Fajita:** em essência, as fajitas são uma mistura mexicana de carne marinada com cebolas e pimentões salteados enrolados em uma tortilha;
- **Wrap de peixe**;
- **Wrap de carne de porco desfiada**;
- **Quesadilla:** é apenas uma tortilha dobrada – de milho, para o pessoal que não come glúten – com queijo derretido dentro.

Rolinho Verão

Conheça o rolinho verão. O *goi cuon* é uma versão mais fresca do rolinho primavera, que é frito. Os rolinhos de verão são deliciosos, nutritivos e sem glúten. Você pode prepará-los com folhas de arroz e recheá-los com legumes ou verduras cruas como alface romana, cenouras, pepino, cebolas, brotos de feijão, brotos de rabanete, brotos de alfafa, hortelã e manjericão. Algumas pessoas colocam cogumelos do tipo shitake e tofu. A carne nestes rolinhos pode ser de frango, de porco, camarão, de peixe ou bolinhos de peixe.

Tempo de preparo: *30 minutos*

Rendimento: *1 rolinho*

Ingredientes:

1 folha de arroz para fazer os rolinhos

2 camarões cozidos sem casca, cortados no sentido do comprimento e fatiados

3 folhas de alface romana lavada e seca (sem o talo do meio) ou de alface lisa, rasgadas para ficar do tamanho de uma carta de baralho

3 folhas de hortelã frescas

1 colher de sopa de brotos de rabanete

1 colher de sopa de brotos de feijão

2 colheres de sopa de arroz vermicelli, deixado de molho em água morna até ficar macio

5 fatias bem finas de carne de porco cozida

1 Mergulhe uma única folha de arroz em água quente ou por 4 a 5 segundos. Deixe a folha escorrer em uma superfície plana e dê batidinhas para secar.

2 Coloque os ingredientes em camadas sobre a folha de arroz. Por exemplo, coloque o camarão e depois a alface, a hortelã, os brotos de rabanete e de feijão, o arroz vermicelli e a carne de porco.

3 Dobre o lado direito da folha em direção ao centro, e depois dobre as extremidades mais curtas sobre o recheio. Enrole gentilmente – porém bem apertado e firme – para a esquerda até formar uma trouxa certinha e alongada. Fatie cada rolinho na metade com um corte na diagonal.

Varie! *Para um rolinho de verão vegetariano, substitua o camarão e a carne de porco por tofu.*

Dica: *Esta receita dá para um rolinho. Se for fazer vários rolinhos de uma só vez, poderá reunir os ingredientes e separá-los em tigelas. Leve os ingredientes à geladeira por até três horas antes de montar os rolinhos.*

Por porção: *Calorias 153 (de Gorduras 25); Gorduras 3g (Saturada 1g); Colesterol 82mg; Sódio 118mg; Carboidratos 18g (Fibra Alimentar 1g); Proteínas 17g.*

Explorando os wraps de alface

Uma das coisas mais legais dos wraps de alface – além do próprio rolinho fresco, crocante, de sabor refrescante – é a versatilidade que eles oferecem às pessoas que não consomem glúten. É possível rechear os rolinhos de alface com qualquer tipo de combinação de carne, frutos do mar, aves, legumes e queijos, ou ainda, usar recheios prontos como frango kung pao, recheio de fajita, jambalaya, camarão, salada de ovos, ou qualquer coisa.

Aqui vão algumas coisas para se ter em mente para que os seus rolinhos de alface façam mais sucesso ainda:

- **Use folhas grandes e maleáveis.** Prefira folhas de alface americana, alface roxa, radicchio ou folhas grandes de espinafre. Retire a parte central da alface e deixe-as de molho em água gelada por algumas horas para ajudar a remover as folhas sem rasgá-las.
- **Seque a alface antes de servir.**
- **Sirva a alface gelada.**
- **Use várias cores, texturas e sabores no recheio.**
- **Prepare os recheios e molhos com antecedência.**

Capítulo 12

Sopas, Saladas e Acompanhamentos Sensacionais

Neste Capítulo

- Surpreendendo-se com as sopas
- Encontrando novas perspectivas nas saladas
- Dando uma animada nos acompanhamentos

Sopas, saladas e acompanhamentos podem ser tão importantes quanto o próprio prato principal. Na verdade, eles podem ser a refeição propriamente dita. Entretanto, muitas sopas são engrossadas com farinha, as saladas, em geral, são temperadas ou vêm com coisas cheias de glúten por cima, e os acompanhamentos, às vezes, são temperados com molhos que os tornam proibitivos para pessoas que vivem um estilo de vida sem glúten.

Sendo assim, você deveria simplesmente esquecer os ensopados cremosos, os croutons crocantes e os molhos ricos e cremosos ou os temperos em seus acompanhamentos preferidos? Comer apenas saladas sem graça com alface e tomates? Não acredito! Está limitado aos velhos substitutos sem glúten como arroz, milho e batatas? Nada disso. Fique comigo, e poderá preparar alguns acompanhamentos formidáveis que vão fazer inveja – ou até mesmo substituir – o prato principal.

Tomando Sopas e Ensopados

A sopa é uma parte versátil e importante da dieta desde que as pessoas inventaram recipientes à prova d'água, há cerca de cinco mil anos atrás. As sopas podem ser quentes, frias, grossas, ralas, cremosas, com pedaços, sofisticadas ou simples. Você pode criá-las com sobras de comidas, economizando e ajudando na limpeza da geladeira. As sopas são reconfortantes, satisfazem e são nutritivas.

Mas as sopas industrializadas, na maioria dos casos, contêm farinha, macarrão ou outros ingredientes que as tornam um tabu. Felizmente, sopas deliciosas e sem glúten são fáceis de preparar, e até mesmo ensopados cremosos e sopas com macarrão são bem simples. E quando prepara suas próprias sopas, pode escolher que ingredientes usar, tonando-as mais nutritivas e saborosas.

Sopa de Frango Vietno-Tailandesa

Esta sopa é a minha versão simplificada de uma sopa de macarrão tradicional vietnamita chamada pho. Hoje em dia a sopa é uma apreciada em todo o mundo, com muitas variações. Minha versão tem uma influência tailandesa, com o caldo de peixe, o gengibre e o curry, entretanto o macarrão de arroz a torna vietnamita. Daí o nome que dei: "vietno-tailandesa"

Utensílios: *panela de ferro*

Tempo de preparo: *15 minutos*

Tempo de cozimento: *20 minutos*

Rendimento: *4 porções*

Ingredientes:

4 xícaras de caldo de frango

240 ml de caldo de mariscos

2 colheres de sopa de molho de peixe

2 colheres de chá de alho amassado (cerca de 4 dentes)

230 gramas de peito de frango sem pele e sem osso cortados em quadrados de cerca de 2,5 cm

1 xícara de ervilhas em vagem, cortadas

½ xícara de suco de limão

2 colheres de sopa de açúcar

2 colheres de chá de gengibre picadinho

¾ colheres de chá de pasta de curry vermelho

230 gramas de cogumelos fatiados

450 gramas de camarões grandes, sem casca e sem a veia escura do dorso

2 colheres de sopa de cebolinhas picadas (parte verde)

2 colheres de sopa de coentro fresco picado

400 ml de leite de coco light

4 xícaras de macarrão de arroz cozido (um pouco firmes)

1 Misture o caldo de frango, de marisco, o molho de peixe, o alho, o gengibre e a pasta de curry vermelho em uma panela de ferro grande, misturando os ingredientes com um batedor. Adicione os cogumelos e ferva a mistura em fogo médio.

2 Abaixe o fogo e deixe a sopa cozinhar por 5 minutos. Adicione o camarão, o frango e as ervilhas e deixe a sopa ferver. Tampe, abaixe o fogo e cozinhe por 5 minutos.

3 Misture o suco de limão, o açúcar, as cebolinhas, o coentro e o leite de coco. Cozinhe a sopa por 4 minutos ou até que esteja bem quente. Adicione o macarrão de arroz cozido.

Por porção: *Calorias 462 (de Gorduras 102); Gorduras 11g (Saturada 5g); Colesterol 206mg; Sódio 2,094mg, Carboidratos 57g (Fibra Alimentar 2g); Proteínas 35g.*

Grandes Progressos com Saladas e Acompanhamentos

A maioria das pessoas sabe que saladas só com verdes não contêm glúten – e é claro, você pode comer legumes cozidos ou no vapor –

mesmo assim fãs radicais de verduras e legumes ficarão fartos destes ingredientes rapidinho. Neste tópico, mostro maneiras de temperar saladas de verduras e legumes de forma deliciosa e nutritiva e o ajudo a preparar saladas num instantinho.

Entretanto, um outro tipo de salada fica no meio do caminho entre uma salada e um acompanhamento. Ela é do tipo que não tem nada parecido com alface; ao invés disso, ela tem batatas, macarrão, arroz e outros ingredientes alternativos para saladas. Por exemplo, salada de batatas: é um acompanhamento ou é uma salada? Pense nisso enquanto mostro algumas maneiras de incrementar suas saladas – ou acompanhamentos – não importa.

Servindo saladas com coisas verdes e folhosas

Saladas vegetarianas são uma ótima maneira de combinar grãos interessantes, frutas, verduras ou legumes e carne em um só prato. Como acompanhamento ou como uma refeição completa, as saladas são nutritivas e deliciosas, e são particularmente excelentes em um dia quente de verão quando são um jantar rápido e refrescante (sem fazer com que você recorra ao leite com cereais).

A partir daqui, as opções são infinitas. Aqui estão algumas das minhas favoritas:

- **Salada Caesar:** comece com alface romana e adicione o molho Caesar, que pode ser comprado pronto ou feito em casa, com a receita que dou mais adiante neste capítulo. Lembre-se de adicionar queijo parmesão fresco ralado.
- **Salada de Pepinos Frescos:** em uma tigela média, misture pepinos (sem casca e sem sementes) em fatias finas com iogurte natural, cebola em pó, suco de limão e pimenta do reino. Coloque tudo sobre uma cama de folhas e espalhe tomates em cubinhos por cima.
- **Salada de Frango Grelhado com Alho:** em uma tigela pequena, misture ¾ xícara de molho Italiano de saladas com 2 colheres de chá de alho amassado e uma pitada de pimenta vermelha em flocos. Adicione um pimentão vermelho e

cogumelos fatiados ao tempero, e misture-os até que fiquem bem temperados. Retire os pimentões e os cogumelos do tempero, reservando o que restar, e grelhe os pimentões e os cogumelos junto com o frango. Coloque folhas verdes nos pratos e adicione os vegetais grelhados e o frango. Jogue o tempero reservado por cima.

- **Salada tailandesa de carne:** comece com uma cama de folhas e adicione ¼ xícara de folhas de hortelã (rasgadas em pedaços grandes), metade de um pepino (sem casca e fatiado), várias fatias bem finas de carne grelhada, 2 colheres de chá de amendoins moídos e pedaços de limão (para decorar). Tempere com o molho oriental para saladas que ensino mais adiante.

Incrementando com temperos

Muitos molhos para salada disponíveis no mercado não contêm glúten. As pessoas costumavam achar que eles eram proibidos para pessoas que não comem glúten, pois pensavam que o vinagre não era permitido. Agora que sabemos que o vinagre (com exceção do feito de malte) é seguro, as prateleiras dos supermercados estão cheias de opções. Entretanto, se preferir fazer os seus próprios molhos – seja porque gosta, porque é mais econômico ou porque o molho terá mais ingredientes naturais desse jeito – as receitas deste tópico vão lhe dar o caminho.

DICA

Não tem tempo para receitas? Aqui estão alguns molhos de saladas rápidos e fáceis de preparar:

- **Vinagrete de Grão-de-bico:** misture grão-de-bico amassado grosseiramente com vinagre de xerez, mini cebolas picadas, cheiro-verde picado, azeite extravirgem, sal e pimenta.
- **Molho de Parmesão e Limão:** misture suco de limão e queijo parmesão fresco ralado com maionese, alho amassado, azeite extravirgem, sal e pimenta.
- **Vinagrete de Pesto:** misture molho pesto e vinagre de vinho branco, azeite extravirgem, sal e pimenta.

Molho Caesar

Todo mundo gosta de salada Caesar, e você pode preparar o molho de diversas maneiras. Os chefs de verdade o preparam na mesa, misturando, de maneira gentil, um ingrediente de cada vez. Eu não. Eu trapaceio. Bato tudo em um liquidificador ou em um pequeno processador de alimentos, e gasto menos de 5 minutos. Ainda não ouvi nenhuma reclamação.

Utensílios: *liquidificador ou processador de alimentos*

Tempo de preparo: *5 minutos*

Rendimento: *8 porções*

Ingredientes:

1 ovo

½ xícara de suco de limão

½ xícara de azeite extravirgem

2 colheres de chá de alho amassado (cerca de 4 dentes)

2 colheres de sopa de molho inglês sem glúten

¾ xícara de queijo parmesão fresco

60 gramas de anchovas em lata

1 colher de chá de pimenta-do-reino moída na hora

1 Coloque o ovo em um prato que possa ir ao micro-ondas e cubra-o com papel toalha. Aqueça o ovo no micro-ondas em potência alta durante 10 segundos.

2 Bata o ovo, o suco de limão, o azeite, o alho, o molho inglês, o parmesão, as anchovas e a pimenta no liquidificador ou em um processador de alimentos pequeno e misture até que o molho esteja cremoso. Se estiver muito fino, coloque um pouco mais de queijo parmesão. Se ficar muito grosso, coloque um pouco mais de suco de limão ou de azeite.

Por porção: *Calorias 186 (de Gorduras 154); Gorduras 17g (Saturada 4g); Colesterol 39mg; Sódio 450mg; Carboidratos 3g (Fibra Alimentar 0g); Proteínas 6g.*

Dando um acabamento na salada com alguns toques especiais

DICA

Coloque na salada e misture. Você pode adicionar muitas coisas em sua salada para incrementá-la e aumentar o valor nutricional ao mesmo tempo:

- **Feijões e leguminosas**
- **Acelga chinesa**
- **Tomates-cereja**
- **Pedacinhos de bacon**
- **Pedacinhos de queijo**
- **Presunto ou peito de peru picado**
- **Frutas**
- **Folhas verdes**
- **Cogumelos**
- **Castanhas;**
- **Azeitonas**
- **Cebola**
- **Rabanetes**
- **Passas**
- **Brócolis crus**
- **Repolho picado**
- **Brotos**

Usando a criatividade com os croutons

Tudo bem, não sei quanto a você, mas eu tenho critérios bem específicos para o crouton. Afinal de contas, se é para se presentear é melhor fazer direito. Pessoalmente, meu critério para croutons inclui ser crocante, ter sabor e um toque de extravagância. Ou seja, simplificando, brócolis não substitui o crouton, na minha opinião. E para você?

Porém, os croutons em geral são feitos de pão, e sendo assim são proibidos na dieta sem glúten. Não se preocupe – com um pouco de criatividade, pode fazer tudo quanto é tipo diferente de croutons. Experimente algumas destas ideias.

- **Batata frita sabor churrasco:** triture as batatinhas em cima de sua salada. Elas são um pouco mais leves do que chips de tortilha, que também são uma boa opção.
- **Legumes (e frutas) desidratados:** deixe os legumes marinando em qualquer tempero e depois desidrate-os em um desidratador. Abobrinha, batata-doce e até mesmo bananas ficam boas (você pode comprar chips de banana prontos).
- **Legumes fritos:** pegue o seu legume favorito – batata-doce fica muito bom neste caso – e passe-os em qualquer mistura de farinha sem glúten que tiver em casa. Frite-os e terá croutons de legumes.
- **Croutons caseiros sem glúten:** use qualquer pão sem glúten (pão amanhecido fica melhor), corte o pão em cubos e frite-os. Depois passe-os pelo queijo parmesão e condimentos. Se desejar uma versão com menos calorias, coloque os cubos em uma assadeira e jogue azeite por cima. Tempere o pão com ervas frescas ou sal temperado e asse-os no forno.
- **Polenta:** corte a polenta em cubos no tamanho aproximado de um crouton e frite, elas são uma ótima opção para colocar em cima da salada.
- **Croutons de batata:** corte duas batatas em cubos e coloque os pedaços em uma assadeira untada. Jogue azeite por cima das batatas e asse-as a 220ºC durante 30 minutos ou até que fiquem crocantes e douradas.
- **Casquinhas de batata:** retire a polpa das batatas e guarde as cascas. Frite e tempere as casquinhas com sal temperado.
- **Chips de tortilha:** pegue qualquer tipo de chips de tortilha sem glúten (mesmo que seja com sabor) e triture e jogue por cima da salada.

Esqueça o Purê de Batatas: Novos Acompanhamentos

Algumas pessoas acham que criar acompanhamentos em uma dieta sem glúten é fácil, e isso é verdade até certo ponto. Arroz, milho e batatas, de fato, servem como base para os acompanhamentos da maioria das pessoas novas no estilo de vida sem glúten. Entretanto, digo: "Esqueça o purê de batatas" e começa a pensar em acompanhamentos mais ousados com ingredientes mais interessantes, como quinua, painço e feijões.

Crocante de Limão e Quinua

Crocante, colorido, com sabor forte e nutritivo, este prato pode ser servido à temperatura ambiente ou gelado (prefiro gelado). É um excelente acompanhamento ou substituto para salada. Na verdade, como a quinua contém todos os aminoácidos que o seu organismo não consegue produzir por conta própria, este grão pode ser o prato principal. Você pode dobrar a receita porque as sobras são fantásticas – este prato fica melhor a cada dia à medida que os sabores penetram no grão.

Utensílios: *Peneira fina*

Tempo de preparo: *15 minutos*

Rendimento: *6 porções*

Ingredientes

¼ de xícara de suco de limão

¼ de colher de chá de pimenta-do-reino branca

¼ de xícara de chá de pimenta-do-reino preta moída na hora

¾ xícara de pepinos sem casca, sem sementes e em cubos

¾ de xícara de tomate em cubos, sem semente e sem casca

¾ de xícara de pimentão vermelho em tiras

¼ de xícara de pimenta jalapeño picada e marinada

¼ de colher de chá de sal grosso

¼ de xícara de azeite

3 xícaras de água

1 ½ xícaras de quinua

¼ de xícara de pimentão amarelo em tiras

¼ de xícara de cebolinha picadas, somente a parte branca

¼ de xícara de salsinha picada

¼ de xícara de hortelã fresca picada

Sal e pimenta a gosto

1 Faça um vinagrete misturando o suco de limão, a pimenta branca, a pimenta preta, o jalapeño, o sal grosso e o azeite. Reserve a mistura.

2 Coloque a quinua em uma peneira fina e lave-a em água corrente, esfregando-a com as mãos durante alguns minutos. Escorra a água.

3 Em uma panela grande, acrescente a água e a quinua. Deixe ferver, abaixe o fogo e cozinhe sem tampa por cerca de 10 a 15 minutos, ou até que a quinua esteja um pouco macia. Não deixe cozinhar demais. Retire a água da quinua, escorrendo-a totalmente e deixe esfriar. Não a enxágue.

4 Misture a quinua com os pepinos, o tomate, o pimentão vermelho, o pimentão amarelo, a cebolinha, a salsinha, a hortelã e o vinagrete. Adicione um pouco de sal e pimenta a gosto (não é preciso muito, porque este prato tem muito sabor). Sirva-o em temperatura ambiente ou gelado.

Por porção: *Calorias 260 (de Gorduras 105); Gorduras 12g (Saturada 2g); Colesterol 0mg; Sódio 240mg; Carboidratos 34g (Fibra Alimentar 4g); Proteínas 7g.*

Capítulo 13

Pratos Principais Apetitosos

Neste Capítulo

- Preparando aves
- Escolhendo e preparando carnes
- Cozinhando frutos do mar formidáveis
- Sendo vegetariano

Jantar preparado em casa é um dos maiores prazeres da vida. Entretanto, hoje em dia, muitas pessoas andam tão ocupadas que preparar refeições caseiras é um luxo: some-se a isso a ideia de ter que trabalhar dentro dos parâmetros de uma dieta sem glúten e você poderá ficar preso na rotina de preparar os mesmos três ou quatro pratos principais toda semana.

Bem, meus caros, esqueçam o frango grelhado e os hambúrgueres comuns! Você pode preparar qualquer coisa sem glúten, desde que saiba como fazer substituiçoes simples (é sério, veja o Capítulo 9).

Ah e falando em coisas simples... Tenha em mente que não sou a favor de receitas com 24 ingredientes (muitos dos quais nunca ouvi falar) e modos de preparo longos que incluem palavras em outras línguas. Sou completamente a favor da simplicidade – pelo menos na cozinha – adoro comer, e sabor é algo de que não abro mão. Portanto, neste capítulo, compartilho alguns dos meus pratos principais prediletos, porém simples, ao estilo sem glúten.

Aves com Estilo

Talvez não tenha percebido ainda como as aves são muito versáteis. Elas não só absorvem sabores quando marinadas ou esfregadas com temperos, proporcionando uma variedade de aromas e sabores, mas estas boas (e antes emplumadas) amigas esbanjam opções. Carne branca ou escura? Peito ou coxa? Com pele ou sem pele? Não subestime o significado destas opções – para pessoas com opiniões formadas, carne branca e carne escura são aves completamente diferentes.

O frango é uma ótima fonte de proteínas, bem como de niacina, vitaminas B-6 e B-12, vitamina D, ferro e zinco. De igual para igual, o frango sem pele é uma das carnes mais magras que existem. Embora a carne de peito tenha menor quantidade de gorduras, até mesmo a carne escura sem pele tem comparativamente baixo teor de gorduras, e a maior parte da gordura presente é insaturada – do tipo boa.

Galeto Chinês Picante

Os galetos passam a impressão de serem sofisticados e ultra gourmets, porém, na verdade são fáceis de preparar e até que bem baratos. Deixar os galetos marinando melhora o sabor, embora mais tempo não signifique necessariamente melhor (veja o box "Boas marinadas"). Mais de oito horas é um exagero porque o sabor não melhora a partir deste ponto. Lembre-se de marinar as aves na geladeira em uma travessa de vidro, cerâmica ou de aço inox (não utilize alumínio ou ferro).

Em geral, você pode encontrar galetos na seção de congelados perto dos perus. Eles pesam cerca de 0,5 a 1 kg, assim, calcule meio galeto por pessoa. Esta receita pede molho hoisin, molho de ostra e molho de pimenta oriental; eles podem ser encontrados na seção de comida oriental nos supermercados.

Tempo de preparo: *15 minutos*

Tempo na geladeira: *30 minutos a 8 horas*

Tempo de cozimento: *20 minutos*

Rendimento: *8 porções*

Ingredientes:

1 ½ colheres de chá de alho amassado (cerca de 3 dentes)

3 colheres de sopa de gengibre picadinho

3 talos de cebolinha picados

¼ de xícara de coentro picado

¾ de xícara de suco de laranja

¼ de xícara de suco de limão

¼ de xícara de molho hoisin

¼ de xícara de molho de ostra

3 colheres de sopa de óleo de gergelim

1 colher de sopa de molho de pimenta oriental

4 galetos, cortados ao meio

1 Preaqueça a grelha. Se for utilizar uma grelha a gás, aqueça em fogo alto por 10 minutos e depois reduza para fogo médio.

2 Em uma vasilha pequena, misture o alho, o gengibre, a cebolinha, o coentro, o suco de laranja, o suco de limão, o molho hoisin, o molho de ostra, o óleo de gergelim e o molho de pimenta. Reserve ½ xícara desta mistura para pincelar os galetos; use o resto para a marinada no passo 3.

3 Coloque os galetos cortados ao meio em uma travessa rasa ou um saquinho plástico que possa ser selado e adicione a marinada. Leve os galetos à geladeira por no mínimo 30 minutos, e no máximo 8 horas, virando-os de vez em quando.

4 Grelhe os galetos em fogo médio, não muito próximos das chamas (ou eles poderão pegar fogo e queimar), por cerca de 10 minutos de cada lado, até que a temperatura interna seja de 70°C ou os sucos estejam claros ao perfurar a carne com um garfo. Pincele os galetos com a marinada reservada no passo 2.

Varie!: *Se não quiser grelhar as aves, asse-as no forno a 220°C por 25 minutos.*

Dica: *Para dividir os galetos ao meio, use tesoura de cortar aves e corte o frango pelo peito e as costas. Retire o osso das costas e jogue fora, se quiser.*

Por porção: *Calorias 753 (de Gorduras 470); Gorduras 52g (Saturada 14g); Colesterol 337mg; Sódio 365mg; Carboidratos 9g (Fibra Alimentar 1g); Proteínas 58g.*

Frango ao Limão e Alcaparras

Por acaso eu amo limão, alcaparras e frango, portanto este prato é, definitivamente, um dos meus favoritos. É fácil de fazer, mas parece que passou horas na cozinha. A receita pede farinha de arroz para passar no frango, porém sinta-se à vontade para usar qualquer farinha ou mistura sem glúten que tiver em casa (a propósito, as alcaparras são um tipo especial de flores na forma de picles – procure-as perto dos picles no supermercado).

Tempo de preparo: *20 minutos*

Tempo de cozimento: *25 minutos*

Rendimento: *4 porções*

Ingredientes:

4 peitos de frango sem pele e sem osso

4 colheres de sopa de azeite, separadas

¼ de xícara de farinha de arroz

Sal e pimenta a gosto

3 talos de cebolinha picados

¼ de xícara de caldo de galinha

½ xícara de xerez seco

¼ de xícara de suco de limão espremido na hora

4 colheres de sopa de alcaparras, escorridas e lavadas

2 colheres de sopa de manteiga sem sal

1 colher de chá de alho amassado (cerca de 2 dentes)

1 Bata os peitos de frango até ficarem com uma espessura uniforme – cerca de pouco mais de 1 cm está bom. Caso não tenha batedor de carne, qualquer objeto pesado que dê para manejar serve, como uma panela de ferro.

2 Em uma frigideira grande, coloque azeite suficiente para cobrir o fundo. Isto provavelmente, vai exigir cerca de 2 colheres de sopa. Aqueça o azeite em fogo médio.

3 Passe os peitos de frango na farinha e tempere-os com sal e pimenta.

4 Doure o frango, cerca de 3 minutos de cada lado. Se a sua panela não for grande o suficiente, pode ser que seja necessário fazer isso duas vezes. Certifique-se de ter azeite o bastante na panela sempre (talvez seja necessário adicionar outra colher de sopa de azeite durante o cozimento). Transfira o frango para uma travessa aquecida e cubra-a com papel-alumínio.

5 Limpe a panela para retirar a farinha residual, ou utilize outra frigideira. Abaixe o fogo e adicione o restante do azeite na frigideira (deverá ter cerca de 1 colher de sopa sobrando). Adicione a cebolinha, o alho, o caldo de galinha, o xerez, o suco de limão e as alcaparras. Volte para o fogo de médio para alto e deixe ferver até que o líquido tenha se reduzido à metade (cerca de 5 minutos).

6 Incline a panela para que o líquido vá para um dos lados, e adicione a manteiga até que o molho esteja cremoso. Jogue o molho sobre os peitos de frango e sirva em seguida.

Por porção: *Calorias 362 (de Gorduras 205); Gorduras 23g (Saturada 6g); Colesterol 89mg; Sódio 529mg; Carboidratos 11g (Fibra Alimentar 1g); Proteínas 28g.*

Comendo Carne Vermelha

Sim, você também pode comer o seu filé. E sua carne de porco, de cordeiro, de avestruz, de búfalo e de canguru. Mesmo que esteja tentando uma alimentação saudável, a carne pode fazer parte de uma dieta bem balanceada. Ela possui uma quantidade razoável de gordura, é uma ótima fonte de proteínas, vitaminas e minerais, e não contém carboidratos. Basta se lembrar de comê-la com moderação e prestar atenção no tamanho da porção – uma porção de carne tem 85 gramas depois de cozida (110 gramas antes de cozida) ou o tamanho de uma carta de baralho.

Comprando a carne

Tipos de carne

Carne de primeira, escolhida e selecionada são categorias de carne que descrevem a quantidade de gordura, o sabor e a idade do animal. Carnes do tipo "selecionada" são mais magras do que os cortes do tipo "escolhida", e estas são mais magras do que os cortes do tipo "de primeira". Cortes do tipo "selecionada" são menos marmorizados e não são tão macios ou suculentos como os cortes do tipo "escolhida" ou "de primeira".

As carnes maturadas que normalmente comemos nos restaurantes mais sofisticados são do tipo "de primeira". Há também cortes "selecionados" e "escolhidos" no supermercado e em restaurantes menos caros – entretanto, tenha em mente que as carnes do tipo "selecionada" são as mais magras. Caso goste da maciez daquelas com mais gordura, aprenda a lidar com a falta de gordura de determinados cortes, usando marinadas e técnicas simples de preparo.

Massa com Carne e Amendoim Picante

Neste prato incrível e crocante, legumes coloridos misturados com algum tipo de massa sem glúten de sua preferência servem como base para um filé fatiado bem fino, coberto com molho picante de amendoim. Falando sério, este é um dos pratos mais deliciosos, diferentes e impressionantes (shhhh.... na verdade é muito fácil) que já fiz!

Utensílios: *Liquidificador*

Tempo de preparo: *25 minutos*

Tempo na geladeira: *2 horas*

Tempo de cozimento: *15 minutos*

Rendimento: *4 porções*

Ingredientes:

½ xícara de vinagre de arroz

½ xícara de azeite

4 colheres de sopa de molho de soja sem glúten

4 colheres de sopa de pasta de amendoim

2 colheres de sopa de coentro fresco picado

1 colher de chá de alho amassado (cerca de 2 dentes)

½ colher de chá de pimenta vermelha amassada

450 gramas de filé de alcatra

110 gramas de macarrão fino sem glúten

1 ½ xícaras de repolho picado

1 ½ xícara de acelga chinesa

1 xícara de espinafre

1 xícara de cenoura

½ pepino fatiado bem fino (para decorar)

½ abobrinha italiana cortada na metade e fatiada bem fina (para decorar)

¼ de xícara de amendoins moídos

1 Preaqueça a grelha ou coloque o forno no modo grelhar. Se for usar uma grelha a gás, deixe em fogo alto por 10 minutos e depois abaixe o fogo de médio para baixo. Se pretende grelhar a carne, coloque a grelha do forno a cerca de 13 cm da parte de cima do forno.

2 Misture o vinagre, o óleo, o molho de soja, a pasta de amendoim, o coentro, o alho e a pimenta vermelha em um liquidificador. Tampe e bata o molho até que fique bem homogêneo.

3 Limpe a gordura da carne. Coloque-a em uma travessa rasa e jogue cerca de um terço do molho do passo 2 em cima. Cubra a carne e deixe-a marinando na geladeira por 2 horas, virando-a de vez em quando. Coloque o restante do molho na geladeira.

4 Retire a carne do molho, descartando o molho em que ela estava. Grelhe a carne até que ela esteja no ponto desejado, virando-a uma vez no meio do cozimento. Isto deve levar cerca de 8 a 12 minutos, dependendo da espessura da carne e do ponto em que você gosta do seu filé.

5 Cozinhe o macarrão de acordo com as instruções da embalagem, e não se esqueça de deixá-lo "al dente" (levemente firme e não cozido demais). Escorra o macarrão e reserve.

6 Enquanto a carne grelha, misture o macarrão, o repolho, a acelga, o espinafre e as cenouras em uma tigela média. Adicione cerca de metade do molho restante à mistura de macarrão com legumes e misture bem.

7 Quando a carne estiver pronta, corte-a em fatias finas no sentido oposto às fibras. Para montar este prato, sirva a mistura de macarrão com legumes no prato de cada pessoa. Coloque algumas fatias de carne por cima do macarrão. Decore o prato com algumas fatias de pepino e de abobrinha. Jogue o restante do molho por cima de cada prato e salpique os amendoins por cima.

Dica: *Ao invés de picar todos os legumes, compro misturas já picadas com brócolis,cenoura erepolho. Use qualquer legume que quiser, desde que eles estejam picados de modo bem fino.*

Por porção: *Calorias 573 (de Gorduras 333); Gorduras 37g (Saturada 7g); Colesterol 64mg; Sódio 1,229mg; Carboidratos 30g (Fibra Alimentar 4g); Proteínas 33g.*

Usando carne de porco

De modo geral o porco não é mais tão gorduroso hoje em dia. Isto porque os criadores de hoje mudaram as raças e os métodos de produção com o intuito de fazer com que os porcos tivessem menos gordura e fossem mais saudáveis. De fato, se tirar toda a gordura das beiradas e comprar um pedaço magro de carne de porco, ele será praticamente igual ao frango em termos de calorias, colesterol e gordura.

Carne de porco magra não tem gordura para mantê-la úmida, de modo que é muito importante não cozinhá-la demais, senão ela ficará dura e seca. A carne de porco deve ser cozida até cerca de 68ºC a 71ºC.

Deixe a carne descansar por cerca de 10 a 15 minutos antes de cortá-la. Isto se chama período de repouso, e permite que os sucos sejam redistribuídos para que a sua carne fique mais úmida. No entanto, a temperatura da carne continua a subir cerca de 2,8 a 5,6 graus durante este tempo, portanto é necessário tirar do fogo um pouco antes do tempo para que este aumento na temperatura não seja prejudicial.

Se estiver preocupado com a ingestão de gorduras, o lombo de porco é uma boa opção. Quase tão baixo em gorduras saturadas quanto o peito de frango, e é uma das carnes mais magras disponíveis no mercado.

Mergulhando nos Frutos do Mar

Os frutos do mar vêm sendo uma fonte importante de proteínas e de outros nutrientes em dietas pelo mundo afora desde, bem, desde que as pessoas começaram a comer. Peixes e mariscos contêm quantidades significativas de zinco, e estudos mostram que ele é importante para o raciocínio e a memória.

Embora muitas receitas peçam para passar na farinha ou na farinha de rosca, ou contenham acompanhamentos com massa, o que arruinaria os frutos do mar para tipos como nós, que não comem glúten, você pode modificar as receitas facilmente, para que fiquem deliciosas e sem glúten.

Pessoas com dermatite herpetiforme (veja o Capítulo 3 para detalhes sobre a DH), às vezes, precisam eliminar iodo de suas dietas, além do glúten. Iodo é encontrado em mariscos e outros frutos do mar.

Dourado-do-mar Assado ao Limão

Este delicioso prato feito de peixe é rico em proteínas e tem pouca gordura e carboidratos. Se não for fã de dourado do mar, use qualquer outro filé de peixe mais suave, de carne branca. Sirva com arroz integral para proporcionar uma dose extra de fibras e nutrientes.

Tempo de preparo: *10 minutos*

Tempo de cozimento: *30 minutos*

Rendimento: *8 porções*

Ingredientes:

Óleo ou manteiga para untar

8 filés de dourado do mar sem espinha e sem pele

4 colheres de sopa de suco de limão

3 colheres de sopa de manteiga derretida

½ colher de chá de gengibre picado

½ colher de chá de alho amassado (cerca de 1 dente)

½ colher de chá de pimenta-do-reino moída na hora

¼ de colher de chá de páprica

¼ de xícara de coentro picado

8 fatias de laranja

570 gramas de abacaxi em lata bem picados

1 Preaqueça o forno a 190°C.

2 Unte levemente duas formas de tamanho médio que possam ir ao forno. Lave e seque os filés de dourado do mar, e disponha-os em uma única camada nas formas.

3 Misture o suco de limão, a manteiga, o gengibre, o alho, a pimenta, a páprica e o coentro em uma tigela pequena. Jogue esta mistura em cima dos filés.

4 Coloque uma fatia de laranja em cima de cada filé. Escorra e jogue fora cerca de ¾ do suco do abacaxi em calda, e coloque os abacaxis picados e o suco restante por cima dos filés.

5 Asse os filés a 190°C por cerca de 20 a 30 minutos, ou até que fiquem opacos. Não asse demais.

Por porção: *Calorias 265 (de Gorduras 51); Gorduras 6g (Saturada 3g); Colesterol 161mg; Sódio 187mg; Carboidratos 14g (Fibra Alimentar 1g); Proteínas 38g.*

Explorando Pratos Vegetarianos

Tipicamente, a dieta vegetariana baseia-se em massas, pães, pilafes, várias formas de trigo e de substitutos para carne – tudo carregado de glúten. Porém, muitos pratos naturalmente não contêm glúten e são vegetarianos ou veganos; e ainda é possível transformar muitos outros pratos com facilidade. O melhor de tudo é que estes pratos vegetarianos são tão gostosos que até mesmo os carnívoros de carteirinha irão amar.

Penne com Vegetais Frescos

Este prato vegetariano fácil de preparar é uma excelente maneira de usar verduras ou legumes frescos que você mesmo cultiva ou compra na feira. Se não conseguir encontrar penne sem glúten, use outro tipo de massa. Há várias opções disponíveis, e todas elas são deliciosas.

Tempo de preparo: *30 minutos*

Tempo de cozimento: *30 minutos*

Rendimento: *8 porções*

Ingredientes:

450 gramas de penne (ou outro tipo de massa) sem glúten

2 colheres de sopa de azeite

½ cebola roxa em cubos

¾ de xícara de abobrinha fatiada bem grossa

¾ de xícara de abóbora fatiada bem grossa

1 colher de sopa de alho amassado (cerca de 6 dentes)

1 xícara de berinjelas em cubos2 tomates médios em cubos

1/3 de xícara de manjericão fresco picado

1/3 de xícara de queijo parmesão ralado na hora

1 Cozinhe a massa de acordo com as instruções, tendo o cuidado de não cozinhar demais.

2 Em uma frigideira grande, aqueça o azeite em fogo médio. Adicione a cebola, a abobrinha e a abóbora à frigideira, e dê uma salteada, misturando com frequência por cerca de 5 minutos.

3 Adicione o alho e as berinjelas à panela e continue misturando.

4 Quando as berinjelas começarem a ficar macias, após cerca de 5 minutos, abaixe o fogo e adicione os tomates. Continue misturando por cerca de 3 a 4 minutos.

5 Escorra o macarrão. Em uma vasilha grande, misture o macarrão, os legumes, o manjericão e o queijo parmesão.

Por porção: *Calorias 252 (de Gorduras 51); Gorduras 6g (Saturada 1g); Colesterol 3mg; Sódio 64mg; Carboidratos 46g (Fibra Alimentar 8g); Proteínas 6g.*

Hambúrguer Vegetariano de Feijão Preto

Hambúrguer vegetariano sem glúten é difícil de encontrar – então, por que não preparar o seu? Estes são feitos de feijão preto, no entanto, você pode usar uma mistura de feijões e até mesmo adicionar grãos como painço e trigo sarraceno. Enrole o hambúrguer em folhas de alface, coloque vinagrete e guacamole por cima e terá uma refeição vegetariana deliciosa e nutritiva.

Utensílios: *Processador de alimentos ou liquidificador*

Tempo de preparo: *10 minutos*

Tempo de cozimento: *10 minutos*

Rendimento: *8 porções*

Ingredientes:

400 gramas de feijões pretos cozidos, passados na água e escorridos

¼ de xícara de cebola em cubinhos

½ xícara de pimentão vermelho em cubinhos

1 colher de chá de pimenta caiena

1 colher de chá de cominho

¼ de xícara de substituto para ovo

1 xícara de quinua cozida

2 colheres de sopa de coentro picado

2 colheres de sopa de azeite, separadas

8 folhas de alface crocantes e geladas

Vinagrete e guacamole (se desejar)

1 Coloque os feijões, a cebola, o pimentão, a pimenta caiena, o cominho, o substituto para ovo, a quinua e o coentro em um processador de alimentos ou liquidificador. Misture tudo até que tenha uma consistência que permita dar forma ao hambúrguer.

2 Molde a mistura em oito hambúrgueres.

3 Aqueça uma colher de sopa de azeite em uma frigideira grande em fogo médio. Adicione a quantidade de hambúrgueres que couber na frigideira e frite-os durante dois minutos de cada lado, virando uma vez. Adicione o restante do azeite e frite o restante dos hambúrgueres.

4 Enrole cada hambúrguer em uma folha de alface, colocando o vinagrete e a guacamole por cima.

Por porção: *Calorias 303 (de Gorduras 43); Gorduras 5g (Saturada 1g); Colesterol 0mg; Sódio 67mg; Carboidratos 47g (Fibra Alimentar 16g); Proteínas 19g.*

Capítulo 14

Pizzas, Massas e Pães: Comidas que Você Achava Serem Coisas do Passado

Neste Capítulo

- Aperfeiçoando as pizzas sem glúten;
- Preparando muitas massas que você pode comer;
- Assando pães leves e saborosos

Viver sem glúten não significa que você precisa apenas sonhar com pizza e resistir aos pães. Na verdade, algumas das versões sem glúten de pizzas e de massas – e sim, dos pães – são até mesmo melhores que as verdadeiras.

Você consegue preparar a própria farinha e fazer sua própria massa? Sim, então mãos a obra! Mas isto não é necessário. Estas receitas são muito simples até para os principiantes darem conta, e podem até mesmo fazer com que adoradores de glúten voltem pedindo mais.

Pizzas com Estilo

Na primeira vez que descrevo a dieta sem glúten para as pessoas, elas têm uma reação entre o desdém e o terror. Na maioria das vezes,ainda estou falando, aclamando as vantagens de um estilo de vida sem glúten, quando alguém me interrompe, incapaz de esconder o choque em sua voz: "Você quer dizer que não podemos comer pizza?"

A boa notícia é que você *pode* comer pizza. Talvez não do tipo vendida em *fast-foods*, mas a pizza sem glúten é deliciosa. E você não precisa dar gorjeta para o entregador.

Massa: A base da pizza

O segredo de uma boa pizza não está no molho; ele é apenas tomate amassado com condimentos. Não está na cobertura; elas são apenas eufemismos para sobras. Não, o segredo de qualquer boa pizza, sem dúvidas, está a massa.

Defendo o uso de misturas ou até mesmo de massas prontas para as minhas pizzas sem glúten, em especial, porque hoje em dia elas são muito boas. Entretanto, esta é a seção de receitas deste livro, e o meu editor afirma que dizer apenas "pegue massa de pizza pronta e retire da embalagem" não seria um bom material. Portanto, incluo aqui a receita de massa de pizza que usaria se ninguém tivesse inventado essas misturas sem glúten e massas prontas tão saborosas.

Massa Básica de Pizza

Gosto de fazer o dobro ou até mesmo o triplo da receita para massa de pizza e depois congelo o que não vou usar. Adoro poder tirar uma massa do freezer, deixá-la descongelando por 10 minutos, colocar recheios em cima e levá-la no forno. Não poderia ser mais simples!

Utensílios: *Batedeira elétrica ou máquina de fazer pão*

Tempo de preparo: *30 minutos*

Tempo para deixar crescer: *1 hora*

Tempo de cozimento: *25 minutos*

Rendimento: *uma massa de 43 cm ou duas de 30 (8 porções)*

Ingredientes:

1 xícara de farinha de sorgo

1/3 colher de chá de sal com alho

1 xícara de polvilho de mandioca

½ xícara de farinha de feijão

½ xícara de farinha de arroz

1 colher de sopa de goma xantana

½ colher de chá de sal

1 colher de sopa de fermento seco ativo

1 colher de sopa de açúcar

1/3 colher de chá de orégano

1 ½ xícaras de leite morno

1 colher de chá de vinagre de maçã

1 ovo batido

2 colheres de sopa de azeite

Um punhado de farinha de arroz, de feijão, de sorgo ou de polvilho para evitar que a massa grude

1 Em uma vasilha grande, misture a farinha de sorgo, o polvilho de mandioca, a farinha de feijão, a farinha de arroz, a goma xantana, o sal, o fermento, o açúcar, o sal com alho e o orégano. Depois adicione o leite, o vinagre, o ovo e o azeite.

2 Use uma batedeira elétrica ou máquina de fazer pão para amassar a mistura por cerca de 3 minutos até que a massa esteja macia e encorpada. Faça uma bola com a massa.

3 Passe um pouco de farinha de arroz, de feijão, de sorgo ou o polvilho sobre uma superfície, e coloque a bola de massa em cima. Use as mãos ou um rolo de macarrão para esticar a massa até a espessura desejada. Adicione o tanto de farinha necessária para que ela não grude no rolo de macarrão e na superfície.

4 Deixe a massa em um lugar aquecido por cerca de 1 hora para que ela cresça.

5 Preaqueça o forno a 220°C.

6 Espalhe a massa sobre uma assadeira antiaderente para pizza. O diâmetro da pizza dependerá da espessura da massa. Use os dedos para prender as pontas e vire a massa para o lado de fora das bordas. Acrescente o molho e os recheios em cima da massa e asse a pizza a 220°C por 12 a 15 minutos ou até que o queijo tenha derretido.

Por porção: *Calorias 263 (de Gorduras 59); Gorduras 7g (Saturadas 2g); Colesterol 32mg; Sódio 218mg; Carboidratos 48g (Fibra Alimentar 3g); Proteínas 7g.*

Molhos para pizza

Revelarei agora alguns segredos. Primeiro, na prática qualquer molho comercial para pizza não contém glúten (é claro, ainda é preciso checar os ingredientes para ter certeza). Segundo, molho para pizza pode ser tão simples quanto pincelar um pouco de azeite ou azeite com pimenta chili. Entretanto, se quiser ser sofisticado e fazer o seu próprio molho, sinta-se à vontade. Oferecerei duas receitas para servir como base.

DICA

Use molhos e condimentos que você já tem na cozinha para os molhos em sua pizza: molho de teriyaki sem glúten, molho de pimenta, mostarda Dijon, molho hoisin, molho para tacos, molho ranch para saladas ou molho barbecue.

Molho Alfredo

Este molho é uma ótima variação de um velho favorito, e o resultado é uma pizza branca ao invés de vermelha. Em suma, é o mesmo tipo de molho Alfredo cremoso, com queijo, que você usaria com uma massa – na verdade, se estiver com vontade de ousar, sinta-se à vontade para usá-lo em sua massa!

Tempo de preparo: *10 minutos*

Tempo de cozimento: *5 minutos*

Rendimento: *o suficiente para uma pizza com 30 cm*

Ingredientes:

1/4 de xícara de manteiga

½ xícara de creme de leite

1 ½ colheres de chá de alho amassado (cerca de 3 dentes)

¼ de colher de chá de sal

1 xícara de queijo parmesão ralado

¼ de colher de chá de pimenta

1 Derreta a manteiga em uma panela média em fogo médio.

2 Adicione o alho e dê uma fritada rápida por 2 a 3 minutos mexendo constantemente. Ao fritar, acrescente um pouco de sal no alho, isto faz com ele solte um pouco de água e evita que ele queime.

3 Adicione o parmesão, o creme de leite, o sal e a pimenta. Aqueça o molho por cerca de 5 minutos, misturando sem parar.

4 Retire a panela do fogo. Deixe o molho esfriar por 5 minutos antes de colocá-lo na pizza.

Por porção: *Calorias 149 (de Gorduras 128); Gorduras 14g (Saturadas 9g); Colesterol 44mg; Sódio 266mg; Carboidratos 1g (Fibra Alimentar 0g); Proteínas 5g*

Pizzas além de queijo e pepperoni

Para os puristas, adicionar qualquer coisa na pizza além de molho e queijo é conspurcar um clássico eternizado pelo tempo. Para outros, é a chance de mostrar o seu lado ousado e criativo. Caso goste de se exibir, continue lendo.

Calzones

Usando a receita de "Massa Básica para Pizza" apresentada acima neste capítulo, meus filhos e eu criamos a nossa própria versão sem glúten desta guloseima saborosa, e inventamos uma pizza do nosso jeito. Use qualquer receita de massa de pizza que quiser. Entretanto, faça massa suficiente para duas pizzas de 30 cm. Os calzones são ótimos para serem mergulhados em seu molho favorito para massas, e você sabe como as crianças amam comidas com molhos!

Tempo de preparo: *40 minutos*

Tempo de cozimento: *40 minutos*

Rendimento: *4 porções*

Ingredientes:

1 receita de "Massa Básica para Pizza" sem assar

Cerca de ¼ de xícara de farinha de arroz, de sorgo, de feijões ou polvilho de mandioca

Óleo ou manteiga para untar

1 xícara de queijo mussarela ralado

1 xícara de queijo romano ralado

1 xícara calabresa fatiada

1 Preaqueça o forno a 190°C.

2 Divida a massa em quatro partes iguais, e faça uma bola com cada uma delas. Cubra as bolas com papel toalha umedecido com água morna, e coloque a massa em uma área aquecida durante 20 minutos.

3 Espalhe um pouco de farinha em uma tábua de cortar e com um rolo de macarrão, estique cada bola de massa para que fiquem com cerca de 2 cm de espessura. Corte as bordas para que fique com formato de meia lua.

4 Coloque papel-alumínio em uma assadeira e unte. Coloque cada uma das meia luas sobre a assadeira. Usando um palito de dentes ou uma faca, desenhe uma leve linha em cada meia lua, dividindo-a ao meio.

5 Coloque ¼ de xícara de mussarela, ¼ de xícara do queijo romano e ¼ de xícara de calabresa em uma das metades de cada meia lua, deixando cerca de 1,3 cm de massa ao longo das extremidades.

6 Dobre a outra metade da massa (aquela que não tem nada em cima) para que ela fique por cima do recheio. Usando os dedos, prenda gentilmente as extremidades da massa uma na outra.

7 Asse as quatro pizzas fechadas no forno por 35 a 40 minutos, até que elas comecem a ficar douradas, ou até que o queijo derretido comece a escorrer.

Por porção: *Calorias 751 (de Gorduras 245); Gorduras 27g (Saturadas 11g); Colesterol 142mg; Sódio 1,352mg; Carboidratos 99g (Fibra Alimentar 6g); Proteínas 35g*

Pizza Mexicana

Esta versão de pizza mexicana é vegetariana, mas se gosta de carne, basta adicionar carne moída cozida.

Tempo de preparo: *20 minutos*

Tempo de cozimento: *25 minutos*

Rendimento: *6 porções*

Ingredientes:

- *2 massas de pizza com 30 cm (veja a receita de "Massa Básica para Pizza")*
- *450 gramas de feijão refrito em lata*
- *2 talos de cebolinha picados*
- *1 xícara de queijo cheddar ralado*
- *1 xícara de queijo Monterey Jack ralado*
- *½ xícara de azeitonas pretas escorridas e picadas*
- *110 gramas de pimentas chili verde em lata, picadas*
- *¼ de xícara de creme azedo*
- *2 colheres de sopa de coentro fresco picado*
- *1 xícara de tomate fresco picado*
- *1 xícara de alface picada*
- *¼ de xícara de pimentas jalapeño picadas 1 xícara de vinagrete*

1 Preaqueça o forno a 220°C.

2 Asse as massas de pizza por 8 minutos, ou até que comecem a dourar.

3 Divida todos os ingredientes pela metade. Espalhe metade dos feijões refritos sobre cada massa. Se estiverem muito difíceis de espalhar, misture cerca de 2 colheres de sopa de vinagrete nos feijões para ajudar a ficar um pouco mais mole.

4 Sobre os feijões, adicione metade da cebolinha picada, ½ xícara de cheddar, ½ xícara de Monterey Jack, ¼ de xícara de azeitonas pretas e metade das pimentas chili verdes em cada pizza.

5 Asse as pizzas por 15 a 20 minutos ou até que o queijo comece a borbulhar.

6 Retire as pizzas do forno e adicione ⅛ de xícara de creme azedo, 1 colher de sopa de coentro, ½ xícara de tomate, ½ xícara de alface, ⅛ de xícara de jalapeños e ½ xícara de vinagrete em cada pizza.

Por porção: *Calorias 982 (de Gorduras 305); Gorduras 34g (Saturadas 14g); Colesterol 132mg; Sódio 1,338mg; Carboidratos 147g (Fibra Alimentar 14g); Proteínas 34g.*

Chega de Passar Vontade de Comer Massas

Em épocas remotas, reclamar das massas sem glúten era até aceitável. Elas, em geral, eram esfarelentas, com aroma muito forte (entenda-se cheiro forte de farinha) e iam de "*al dente*" a completamente moles em um milissegundo.

No entanto, as massas sem glúten passaram por um longo caminho, meus caros. Na verdade, até os fãs mais exigentes de massa apreciam o sabor, a textura, a variedade de formatos e tamanhos, o valor nutricional e a facilidade para cozinhá-las hoje em dia.

Embora estas massas sejam ótimas com apenas um pouco de azeite ou de manteiga, também podem transformar qualquer receita de massa em um excelente prato sem glúten apenas substituindo a massa tradicional por uma variedade sem glúten. Aqui vão alguns exemplos.

Macarrão de Três Grãos

Um prato colorido e delicioso, o "Macarrão de Três Grãos" fica melhor com as massas mais largas que encontrar. Caso não consiga encontrar macarrões sem glúten largos, quebre uma massa de lasanha em pedaços com pouco mais de 1 cm. Cada macarrão deverá ter o comprimento da largura de uma massa de lasanha.

Tempo de preparo: *20 minutos*

Rendimento: *6 porções*

Ingredientes:

450 gramas de macarrões sem glúten largos, crus

425 gramas de feijões vermelhos em lata, passados na água e escorridos

425 gramas de grão-de-bico em lata, passados na água e escorridos

1 xícara de vagens frescas lavadas

½ xícara de cebola roxa picada

½ xícara de pimentão vermelho picado

3 colheres de sopa de mostarda Dijon

2 colheres de sopa de azeite

3 colheres de sopa de vinagre de vinho tinto

3 colheres de sopa de salsinha picada

1 colher de sopa de manjericão fresco picado

1 Cozinhe o macarrão de acordo com as instruções do pacote, não se esquecendo de deixá-lo *al dente* (um pouquinho firme). Escorra e passe a massa na água fria.

2 Em uma vasilha grande, misture o macarrão, os feijões vermelhos, o grão-de-bico, as vagens, as cebolas, o pimentão vermelho, a mostarda, o azeite, o vinagre, a salsinha e o manjericão. Misture muito bem todos os ingredientes.

Por porção: *Calorias 428 (de Gorduras 55); Gorduras 6g (Saturadas 1g); Colesterol 0mg; Sódio 336mg; Carboidratos 76g (Fibra Alimentar 7g); Proteínas 11g.*

Fazendo Pão

O pão sem glúten tem má reputação. E durante anos, ela foi bem merecida. Porém, se alguma comida merece ganhar um prêmio na categoria de o "mais aprimorado" do mundo dos alimentos sem glúten, com certeza, seria o pão. Graças a alguns dedicados autores de livros de receitas, o pão evoluiu de, bem, sem gosto e parecido com tijolo, para leve, macio e saboroso.

O melhor de tudo é que cozinheiros de verdade fizeram um trabalho incrível ao combinar farinhas alternativas interessantes que não apenas melhoram o sabor e a textura, como também acrescentam nutrientes. Agora que o pão sem glúten tem um ótimo sabor de verdade, ele é superior em muitos aspectos àquela coisa branca borrachuda e "enriquecida" com glúten, que tem mais produtos químicos do que um laboratório de química do ensino médio.

Pão Branco Simples para Máquina de Pão

Um simples pão branco pode fazer muita coisa. Afinal de contas, todo mundo sabe que o pão na verdade é apenas um instrumento que lhe permite o prazer de consumir uma barra inteira de manteiga sem pestanejar. Simplifique a sua vida 3 ¼ de xícaras de misturas de farinhas sem glúten no lugar das farinhas desta receita e uma máquina de fazer pão para misturar a massa e assar o pão. Gosto desta receita, principalmente, porque a variedade das farinhas melhora o sabor, a textura e o valor nutricional do pão.

Utensílios: *Máquina de fazer pão*

Tempo de preparo: *30 minutos*

Tempo de cozimento: *de 2 a 3,5 horas (dependendo de sua máquina de fazer pão)*

Rendimento: *6 porções (um pão com 680 gramas)*

Ingredientes:

½ xícara de goma de tapioca

¼ de xícara de farinha de painço

½ xícara de farinha de sorgo

1 xícara de farinha de arroz branco

1 xícara de farinha de arroz integral

1 ovo

½ xícara de claras de ovos (cerca de 4 a 5 claras)

1 colher de sopa de vinagre de maçã

¼ de xícara de mel

2 xícaras de leite morno

3 colheres de sopa de manteiga

1 colher de chá de gelatina sem sabor

1 colher de chá de sal

1 colher de sopa de goma xantana

1 colher de sopa de fermento seco ativo

¼ de xícara de óleo de canola

1 Coloque a goma de tapioca, a farinha de painço, a farinha de sorgo, a farinha de arroz branco, a farinha de arroz integral, o ovo, as claras, o vinagre, o óleo, o mel, o leite, a gelatina, o sal, a goma xantana e o fermento na máquina de fazer pão na ordem recomendada pelo fabricante. Não se esqueça de adicionar o fermento por último, em cima de todos os demais ingredientes. Selecione o ciclo para pães caseiros. Se a sua máquina tiver a opção de fazer apenas um ciclo para amassar e deixar crescer, escolha esta opção (embora deixar o pão ser amassado duas vezes não faça mal nenhum).

2 Depois de alguns minutos amassando, dê uma conferida na massa. Raspe a farinha das laterais da vasilha e misture na massa para que ela possa ser misturada por completo. Certifique-se de que a consistência esteja apenas um pouco mais grossa do que a da massa de um bolo. Se estiver muito dura, adicione mais leite. Se estiver muito mole, adicione um pouco de farinha de arroz.

3 Quando o pão estiver pronto, deixe esfriar por alguns minutos e retire-o da forma.

Por porção: *Calorias 532 (de Gorduras 182); Gorduras 20g (Saturadas 7g); Colesterol 62mg; Sódio 487mg; Carboidratos 79g (Fibra Alimentar 4g); Proteínas 12g.*

Capítulo 15

Preparando Suas Merecidas Sobremesas

Neste Capítulo

- Fazendo sobremesas deliciosamente pecaminosas;
- Levando coisas doces para viagem;
- Conhecendo doces e guloseimas para aqueles que se preocupam com a saúde.

Depois do prato principal, todo mundo fica com muita vontade de fazer uma coisa, e não é lavar os pratos. Com certeza, é comer a sobremesa. Se acha que viver o estilo de vida sem glúten significa ter que se privar de guloseimas e de pequenos regalos, este capítulo, decerto, provará que você está enganado.

Prazeres Sem Glúten

Sim, é possível comer bolo também! Desde que ele não tenha glúten! Sou 100% a favor de guloseimas s; quero dizer, se você quer dar uma animada de vez em quando, pode muito bem satisfazer este desejo Muitas sobremesas sem glúten podem aplacar suas vontades, mas estas primeiras receitas são perversamente maravilhosas.

Bolo de Chocolate sem Farinha

Este bolo de chocolate sem farinha é uma das sobremesas mais incríveis do planeta, é rico, denso, molhadinho e muito fácil de preparar. São necessários poucos ingredientes, e nenhum deles é um item especial. Prepare-se para se surpreender.

Utensílios: *fôrma redonda de aro removível com cerca de 23 cm*

Tempo de preparo: *30 minutos*

Tempo de cozimento: *30 minutos*

Rendimento: *8 porções*

Ingredientes:

Óleo ou manteiga para untar

225 gramas de manteiga sem sal

225 gramas de gotas de chocolate meio amargo (cerca de 1 ½ xícaras)

6 ovos grandes

1 xícara de açúcar

1 Preaqueça o forno a 135°C. Unte uma forma de aro removível com cerca de 23 cm de diâmetro.

2 Coloque a manteiga e as gotas de chocolate em uma tigela grande que possa ir ao micro-ondas. Ligue o micro-ondas a intervalos de 10 segundos, misturando depois de cada intervalo até que o chocolate e a manteiga tenham derretido.

3 Separe as claras das gemas, colocando as gemas em uma tigela pequena e as claras em outra tigela pequena. Bata as gemas com a mistura de chocolate com manteiga.

4 Bata as claras de ovo a mão (ou na batedeira em baixa velocidade) por 3 minutos, e acrescente o açúcar. Continue a bater as claras até que estejam firmes e brilhantes, cerca de 3 minutos. Incorpore gentilmente a mistura de clara de ovos na mistura de chocolate.

5 Derrame a massa na forma preparada, e alise a parte de cima da massa com uma espátula de borracha.

6 Leve a massa ao forno até que o bolo esteja assado no centro – cerca de 45 a 50 minutos. Deixe o bolo esfriar por 15 minutos e retire-o da forma.

Dica: *Cubra o bolo com açúcar de confeiteiro ou cacau em pó, ou jogue calda de caramelo ou de chocolate por cima. Se estiver tentando controlar as calorias (sei!), talvez prefira framboesas ou morangos.*

Por porção: *Calorias 489 (de Gorduras 315); Gorduras 35g (Saturadas 20g); Colesterol 221mg; Sódio 54mg; Carboidratos 43g (Fibra Alimentar 2g); Proteínas 6g.*

Cheesecake de Cereja Sem Massa

Falando sério, a melhor parte do cheesecake é o recheio mesmo. Este cheesecake de cereja sem a massa é rico e pecaminoso – perfeito para se deleitar.

Tempo de preparo: *10 minutos*

Tempo de cozimento: *20 a 30 minutos*

Tempo para esfriar: *30 minutos*

Rendimento: *8 porções*

Ingredientes:

Óleo ou manteiga para untar

225 gramas de cream cheese, amolecido

½ xícara de açúcar

2 ovos

2 colheres de chá de suco de limão

1 colher de chá de baunilha

3 colheres de sopa de mistura de farinhas sem glúten

1 lata (cerca de 595 gramas) de recheio para torta de cerejas

Creme chantilly

1 xícara de cerejas frescas (para decorar)

1 Preaqueça o forno a 175°C.

2 Unte levemente uma forma de 23 cm por 33 cm.

3 Misture o cream cheese, o açúcar, os ovos, o suco de limão, a baunilha e a mistura de farinhas sem glúten. Coloque esta mistura na forma e asse-a a 175°C de 20 a 30 minutos. O cheesecake estará pronto ao inserir um palito de dentes no centro e ele sair limpo.

4 Depois que o cheesecake esfriar por pelo menos 30 minutos, espalhe o recheio de torta de cerejas por cima. Depois, espalhe o chantilly por cima e decore com cerejas frescas.

Por porção: *Calorias 284 (de Gorduras 111); Gorduras 12g (Saturadas 7g); Colesterol 89mg; Sódio 113mg; Carboidratos 40g (Fibra Alimentar 1g); Proteínas 5g.*

Preparando Doces para Viagem

É simples, algumas sobremesas foram feitas para serem comidas em casa. Sorvete, por exemplo, e aquelas flambadas como bananas ou cerejas com licor. São ótimas se a reunião for em sua casa, porém, e se a festa for na casa de outra pessoa e a anfitriã pedir que você leve a sobremesa? O que você poderia levar a um piquenique? O que pode ser levado de forma adequada como guloseima no lanche de seus filhos? E se você simplesmente quiser levar algo de forma fácil como um pequeno presente? Fico feliz por perguntar.

Crocante de Amendoim com Chips de Chocolate

O crocante de amendoim é um ótimo lanchinho para viagem. Divida-o em pedaços pequenos e tente se convencer que eles não sabotarão a sua dieta, pois os pedaços são muito pequenos.

Tempo de preparo: *20 minutos*

Tempo para esfriar: *1 hora*

Rendimento: *12 porções*

Ingredientes:

Óleo ou manteiga para untar

1 xícara de gotas de chocolate meio amargo

1 xícara de açúcar

½ xícara de glicose de milho light

1 ½ xícaras de amendoins salgados

2 colheres de chá de manteiga

2 colheres de chá de baunilha

1 colher de chá de bicarbonato de sódio

1 Unte duas assadeiras. Espalhe ½ xícara de gotas de chocolate em cada assadeira.

2 Coloque o açúcar e a glicose de milho em uma tigela grande que possa ir ao micro-ondas. Cubra a tigela com um papel toalha e leve a mistura ao micro-ondas em potência alta por 8 minutos. Mexa e, em seguida volte a mistura ao micro-ondas por mais 4 minutos. Tome cuidado para que a mistura não faça bolhas e espirre por todos os lados.

3 Coloque os amendoins e volte ao micro-ondas por mais 2 minutos. A mistura deverá adquiri uma cor marrom clara.

4 Adicione a manteiga e a baunilha, misturando bem. Leve a mistura ao micro-ondas em potência alta por mais um minuto. Os amendoins ficarão levemente marrons. Adicione o bicarbonato de sódio e misture gentilmente até que a mistura fique leve e fofa.

5 Derrame a mistura nas assadeiras em cima das gotas de chocolate. Deixe-a esfriar por uma hora. Quando estiver fria, quebre-a em pedaços pequenos e guarde em um recipiente hermético.

Por porção: *Calorias 281 (de Gorduras 122); Gorduras 14g (Saturadas 4g); Colesterol 2mg; Sódio 201mg; Carboidratos 40g (Fibra Alimentar 2g); Proteínas 5g.*

Cookies de Pasta de Amendoim Super Fáceis

Por definição, um cookie pode ser qualquer uma das variedades de doces feitos com a mão, tendo farinha como base, podendo ser crocantes ou macios. Quebro todas as regras com esta receita porque ela não é feita de farinha. O melhor de tudo é que estes cookies são muitíssimo fáceis de fazer – contêm apenas três ingredientes!

Tempo de preparo: *5 minutos*

Tempo para cozimento: *20 minutos*

Rendimento: *2 dúzias*

Ingredientes:

2 ovos

1 xícara de açúcar

1 xícara de pasta de amendoim bem grossa

1 Preaqueça o forno a 175°C.

2 Bata os ovos em uma tigela média. Acrescente a pasta de amendoim e o açúcar aos ovos.

3 Derrube porções de massa de uma colher sobre uma assadeira, deixando cerca de 5 cm de espaço entre elas. Use a parte de trás de um garfo para deixar as porções mais achatadas.

4 Asse os cookies por 10 a 12 minutos, ou até que eles afundem um pouquinho quando apertados.

Por porção: *Calorias 203 (de Gorduras 106); Gorduras 12g (Saturadas 3g); Colesterol 35mg; Sódio 110mg; Carboidratos 21g (Fibra Alimentar 1g); Proteínas 6g.*

Sendo Sensato: Doces para Aqueles que se Preocupam com a Saúde

"Sobremesa saudável". Isto não é um paradoxo? Na maioria dos casos, as sobremesas podem ser campos minados na Batalha Contra a Barriga e na Luta por uma Vida Saudável, sabotando até mesmo suas mais fortes tentativas de comer bem. A maioria das receitas que já vi para sobremesas saudáveis são apenas coisas sem açúcar, sem gordura, sem calorias, sem carboidratos, sem sabor, que parecem mais petiscos para cavalos.

Entretanto, você *pode* ficar satisfeito sem se sabotar e ainda manter a sobremesa sem glúten. De fato, algumas das receitas oferecidas nesta seção são muito boas, podendo fazer parte de uma dieta sem glúten, sem culpa e bem balanceada.

DICA

Experimente saltear frutas como maçãs, peras ou bananas em fogo de médio para alto com açúcar (ou adoçante artificial sucralose, vendido como Splenda) e água até que elas estejam um pouquinho caramelizadas. Isto acrescenta um sabor de caramelo sem as calorias de uma calda.

Parfait de Mirtilo

Não é preciso descascar, retirar sementes, picar, fatiar ou cortar estas pequeninas frutas. Elas são fáceis de manipular, deliciosas e cheias de nutrientes. Os mirtilos possuem teores mais altos de antioxidantes em relação a muitas outras frutas e verduras, e não possuem gordura, têm poucas calorias e são ricos em fibra. Apenas uma xícara proporciona 15% de suas necessidades diárias de vitamina C. Frescos, congelados, em lata e desidratados, os mirtilos estão disponíveis o ano todo – porém, delicie-se com os mirtilos doces e frescos do estação para ter os melhores dentre todos.

Tempo de preparo: *30 minutos*

Tempo no freezer: *2 horas*

Rendimento: *4 porções*

Ingredientes:

2 xícaras de mirtilos

¼ de xícara de açúcar

2 colheres de sopa de amido de milho

¼ de xícara de água fria

1 colher de sopa de suco de limão

240 ml de sorvete de iogurte natural

2 xícaras de morangos fatiados

1 Em uma panela média, misture os mirtilos e o açúcar.

2 Em uma tigela pequena, misture o amido de milho e a água até que o amido de milho tenha se dissolvido.

3 Adicione a mistura de água com amido de milho aos mirtilos e o açúcar e cozinhe a mistura em fogo médio até começar a ferver. Deixe ferver por 1 minuto. Misture o suco de limão e deixe que os mirtilos esfriem.

4 Misture gentilmente o iogurte na mistura fria de mirtilos para não amassá-los.

5 Em quatro taças de sobremesa, coloque parte da mistura de mirtilos, depois um pouco de morango e depois a mistura de mirtilos de novo. Alterne as camadas até que os copos estejam cheios e você tenha usado todos os ingredientes.

Congele os parfaits por pelo menos 2 horas. Retire-os do freezer 30 minutos antes de servi-los.

Dica: *Você pode servir os seus cookies prediletos sem glúten com estes parfaits. Um pouco antes de servir, quando o parfait estiver um pouquinho mais mole, espete um cookie nele.*

Por porção: *Calorias 152 (de Gorduras 5); Gorduras 1g (Saturadas 0g); Colesterol 1mg; Sódio 39mg; Carboidratos 37g (Fibra Alimentar 4g); Proteínas 3g.*

Parte IV

Vivendo – e Amando – o Estilo de Vida Sem Glúten o Tempo Todo

A 5ª Onda por Rich Tennant

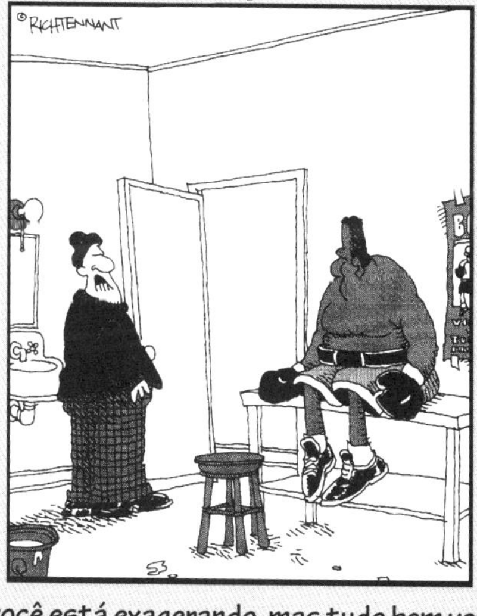

"Acho que você está exagerando, mas tudo bem vou descobrir se as luvas de seus oponentes não contém glúten."

Nesta parte...

Analiso as implicações sociais de viver sem glúten, porque sair de casa é um dos maiores desafios práticos de viver este estilo de vida. Forneço os recursos necessários para você poder comer em restaurantes, viajar e se socializar – tudo isso enquanto permanece seguro e sem glúten – porque a sua dieta não deve atrapalhar nunca as suas atividades e aventuras. Além disso, discuto os desafios emocionais únicos com que as pessoas se deparam ao adotarem o estilo de vida sem glúten e como superar estes obstáculos. Acima de tudo, meu objetivo nesta parte é ajudá-lo a capturar e essência do que é viver – e amar – o estilo de vida sem glúten.

Capítulo 16

Saindo de Casa: Comendo Fora

Neste Capítulo

- Preparando-se para comer fora
- Preparando-se para aventuras em restaurantes
- Viajando sem glúten nos aviões, trens e automóveis (e navios)

Para algumas pessoas, não é a dieta sem glúten propriamente dita que representa os maiores desafios – é sair de casa. Mesmo pessoas que vivem sem glúten há muitos anos, algumas vezes, não se sentem confortáveis em se aventurar fora de casa.

Todavia, sair é importante. A vida em uma bolha é para moléculas de oxigênio e não para os seres humanos. Aventurar-se no mundo lá fora exige um esforço extra de sua parte? É claro. Poderá receber uma comida contaminada com glúten? Sim. Pagar $20 por uma refeição que custaria $6,00 se fosse feita em casa? Exato. Vale à pena? Com certeza.

As Regras de Ouro para Comer Fora Sem Consumir Glúten

Pergunte o que há para o jantar

Quando você vive sem glúten e participa de um evento social, perguntar o que haverá no jantar não fará com que ganhe uma posição na lista negra do circuito social. É claro, algumas maneiras de perguntar são mais rudes do que outras, entretanto, presumo que você tenha tato o suficiente para simplesmente dizer ao anfitrião ou anfitriã: "Eu tenho uma restrição alimentar e estava pensando se não haveria nenhum problema em perguntar o que será servido, para que dessa forma, eu possa fazer planos de forma mais adequada.". Na maioria das vezes, as pessoas estão abertas a sentar-se com você, discutir o cardápio e até solicitar sugestões, acomodando a sua dieta da melhor forma que puderem.

Coma antes de ir

Como não se pode esperar que haja comidas sem glúten em uma festa, comer antes de sair é uma boa ideia. Deste modo, não vai morrer de fome, não se fixará na comida, e poderá curtir a festa pelo verdadeiro motivo dela, ou seja, pela diversão e pelos amigos.

O maior problema com esta regra é que se chegar à festa e encontrar muitas comidas sem glúten que pode comer, ficará tão animado que comerá de tudo, mesmo que não esteja com fome. Tome cuidado para não estourar os botões.

TSPC: Traga a sua própria comida

Não se preocupe com o fato de que levar a sua própria comida possa ofender o anfitrião. Em primeiro lugar, você sempre pode discutir esta opção com ele com antecedência. No entanto, se não o fizer, poderá explicar, de forma bem discreta, que possui uma restrição alimentar e ao invés de incomodá-lo com os detalhes ("Eu sei que você estava muito ocupado com a organização desta festa..."), você achou que seria mais fácil se apenas trouxesse algumas coisas para comer. Perguntar onde poderia colocar suas coisas e se você mesmo poderia se servir quando ficar com fome seria o mais adequado.

Comendo Fora: A Realidade e Recompensas dos Restaurantes

Uma experiência maravilhosa em um restaurante formidável não tem preço. Boa companhia, ambiente agradável, serviço impecável e comida deliciosa criam uma sinergia resultando em uma experiência que vai além de uma simples refeição.

Fazer uma dieta sem glúten não deveria impedi-lo de sair. De fato, comer em restaurantes envolve alguns riscos. Você não sabe ao certo quais ingredientes estão presentes em sua comida, não importa o quanto você tente ensinar o garçom ou o chef. Os funcionários da cozinha e os garçons estão ocupados e podem (e vão) cometer erros, e a questão da contaminação é sempre um problema. E é certo que pelo menos uma vez nos dias em que sair para jantar vai receber uma salada com croutons que terá de mandar de volta.

No entanto, com apenas um pouco de esforço extra, é possível garantir que a sua refeição seja sem glúten e segura, e também apreciar as suas refeições sem glúten como uma das experiências sociais mais agradáveis que existem na vida.

DICA

Aqui estão algumas dicas para comer fora que poderão ajudar a tornar as suas experiências de jantar fora sem consumir glúten as melhores possíveis:

- **Dê-lhes apenas as informações que julgar suficientes.**
- **Não tenha medo de pedir o que deseja.**
- **Deixe claro ao garçom e ao chef que esta é uma condição séria.** Caso tenha que parecer alarmista, faça isso.
- **Saiba como a comida é preparada.** Quanto mais souber a respeito da preparação tradicional, melhores decisões poderá tomar ao fazer o pedido.
- **Devolva o prato se não estiver correto.**

Escolhendo o restaurante

Vá a restaurantes que tenham opções diversificadas no cardápio, ou escolha um restaurante étnico onde é mais provável que haja mais comidas sem glúten. Um jantar alegre e sem glúten começa com a escolha do restaurante que pode ter comidas sem glúten no cardápio ou onde os funcionários da cozinha possam fazer modificações com facilidade.

Boas apostas

- Em qualquer restaurante que for, será necessário conferir os ingredientes em determinados pratos. E é claro, a preparação da comida é um problema (será que usam a mesma espátula para virar o hambúrguer e o pão?). É possível pedir aos funcionários que preparem a sua comida de maneira a não haver contaminação ou poderá optar por comer em outro local. Entretanto, como regra geral, os tipos de restaurantes que são uma boa aposta incluem:
- **Self-service com sopas e saladas**
- **Churrascos**
- **Fast-food:** estabelecimentos do tipo fast-food oferecem fritas, vitaminas, saladas, chili e outros alimentos que, em geral, não contêm glúten.
- **Restaurantes indianos:** muitos dos ingredientes da cozinha indiana são naturalmente sem glúten.
- **Restaurantes mexicanos:** a cozinha mexicana inclui muitas comidas naturalmente sem glúten.
- **Carnes e frutos do mar:** é provável que estes restaurantes possuam filés ou hambúrgueres, frutos do mar, saladas (dispense os croutons), batatas assadas, arroz ou batatas fritas e sorvete como sobremesa.

Restaurantes arriscados

Você, definitivamente, poderá comer refeições sem glúten em alguns destes restaurantes, porém, em geral, estes não são uma boa aposta:

- **Padarias:** não preciso especificar os motivos, certo?
- **Cajun**
- **Chineses**
- **Italianos**
- **Cafeterias especializadas**

Fazendo escolhas inteligentes nos cardápios

Prepare-se para o sucesso. Escolha itens do cardápio que provavelmente não contenham glúten ou que os funcionários da cozinha possam modificar com facilidade. É óbvio que, itens empanados e fritos não serão as melhores apostas, embora algumas vezes, os cozinheiros possam usar a mesma carne, temperá-la e prepará-la grelhada, no lugar.

Então, optou pelo peixe cozido na cerveja? Não é uma boa opção. O refogado com carne de porco teriyaki? Não. Frango frito? Com certeza, não. Frango grelhado? Isso mesmo! Peixe grelhado? Filé? Com certeza! É claro que ainda será necessário fazer algumas perguntas, mas ao menos já estará no caminho certo.

LEMBRE-SE

Fazer o pedido é um processo formado por quatro passos:

1. **Encontre as comidas no cardápio que provavelmente já não contenham glúten ou possam ser modificadas com facilidade para excluir o glúten.**

2. **Escolha o(s) item(s) desejado(s).**

3. **Pergunte sobre os ingredientes e os métodos de preparação da comida. Entrarei em maiores detalhes a respeito disso mais adiante neste capítulo.**

4. **Certifique-se de fazer o seu pedido de forma clara e oferecer sugestões de como temperar e preparar a sua refeição.**

Pedindo ao restaurante que prepare a comida que você levar

Muitos restaurantes permitem que você leve a sua própria comida, e eles poderão aquecê-la ou até mesmo prepará-la. Se fizer isso, saiba como eles normalmente preparam os alimentos, porque talvez seja necessário tomar cuidado com problemas de contaminação.

Por exemplo, a maioria das pizzarias utiliza fornos de convecção, que espalham farinha por todos os lados. Caso leve uma massa de pizza e peça para que coloquem os ingredientes por cima e a assem, terá que se certificar de que os ingredientes não estão contaminados (em geral, estão), e depois terá de se certificar que eles embrulharão a pizza de forma segura em papel-alumínio antes de levá-la ao forno – do contrário, a sua pizza sem glúten irá para o forno de pizza com farinha espalhada para todos os lados. O mesmo acontece ao levar uma pizza pronta sem glúten – certifique-se de que ela será embrulhada de forma bastante cuidadosa antes de pedir que eles a esquentem nos seus fornos.

As casas de massas, na maioria das vezes, permitem que você leve massas sem glúten para que preparem para você. Não se esqueça de lembrar aos funcionários para usarem vasilhas limpas, água limpa, utensílios limpos e um escorredor limpo antes de prepararem a sua massa sem glúten.

DICA

Espero não estar dizendo o óbvio, mas é melhor pedir ao restaurante que prepare a sua comida se, de fato, for comprar alguma coisa deles. Um grupo de quatro pessoas, onde cada um leva a sua própria comida não ganhará nenhum concurso de popularidade. Porém, se uma pessoa em um grupo de quatro levar a sua comida, na certa não será um problema. Os restaurantes, em geral, não cobram a mais para esquentar ou preparar as refeições que você levar, mas é melhor perguntar para ter certeza.

DICA

Considere comprar saquinhos para torradeiras para tostar o seu pão quando estiver fora de casa. Os saquinhos são ótimos para garantir que o seu pão não seja contaminado. Basta colocar o seu pão sem glúten em um saquinho, e qualquer pessoa poderá colocá-lo em uma torradeira, forninho elétrico ou forno convencional. Então, retire o pão do saquinho, e terá uma torrada perfeita e sem glúten, sem contaminações. Os saquinhos podem ser lavados e reutilizados, no entanto, também podem ser descartáveis.

A Incrível Jornada Alimentar: É Hora de Viajar!

Não importa se a negócios ou por prazer, quase todas as pessoas saem de casa de vez em quando. Não é preciso limitar, ou pior ainda, desistir de viajar porque está numa dieta sem glúten. Na verdade, poderá até achar que alguns países acomodam melhor a dieta, muito além do que você poderia sonhar. Por exemplo, ao pedir hambúrguer no McDonald's em algumas partes da Suécia ou da Finlândia, eles perguntarão se você quer no pão normal ou no pão sem glúten!

Se seguir "As Regras de Ouro para Comer Fora Sem Consumir Glúten" apresentadas anteriormente neste capítulo, estará bem preparado para qualquer viagem que fizer. E como viajar quase sempre envolve comer em restaurantes, preste uma atenção especial aos conselhos do tópico anterior. Mas para garantir uma ótima aventura sem glúten, veja mais algumas coisas que deve saber antes de pegar a estrada.

Pesquisando sobre o seu destino

Faça um favor a si mesmo e gaste um pouco de tempo com pesquisas a respeito da região onde irá antes de fazer a sua viagem. Você sempre pode encontrar supermercados, mercearias, restaurantes e fast-food que terão pelo menos algumas coisas que poderá comer. Todavia, é possível fazer até mais do que isso. Grupos de apoio local, sites de bate-papo na internet e listas de discussão podem lhe indicar restaurantes e lojas voltados para quem não come glúten, e uma pesquisa sobre o que já é típico da região poderá lhe dizer o quanto de comida precisará levar e o quanto poderá comprar enquanto estiver lá (uma lista de discussão é uma lista de e-mails que permite que as pessoas postem perguntas e respostas, e outros tipos de informações destinadas a um público-alvo específico).

Escolhendo acomodações favoráveis para quem não come glúten

O local onde você ficar pode fazer com que a sua viagem seja uma experiência muito mais agradável. Se possível, escolha acomodações com cozinha, como um apartamento ou um apart-hotel. Até mesmo uma geladeira pequena e um micro-ondas podem tornar sua viagem muito mais fácil. Deste modo, poderá ir a um supermercado local e estocar algumas coisas essenciais como frutas, leite, pipoca, frios e lanchinhos. Caso tenha uma cozinha completa à disposição, será possível preparar suas próprias refeições, evitando a preocupação de comer em restaurantes – para não mencionar os gastos.

Se não tiver uma cozinha, tente encontrar acomodações que possuam restaurante no local ou que tenham vários restaurantes nas proximidades. Ligue para o restaurante do hotel com antecedência e peça aos funcionários que enviem o cardápio por fax ou por e-mail para que você possa discutir sobre os itens que poderá comer. Alguns restaurantes poderão até mesmo trabalhar para acomodar as suas necessidades alimentares durante a sua estadia.

Se as suas acomodações ficarem próximas de várias cadeias nacionais de restaurantes, dê uma olhada nos sites para ver se possuem cardápios online. Poderá se surpreender e até mesmo encontrar cardápios sem glúten na internet.

Levando as suas próprias provisões

Você poderá querer levar sua cozinha na mala (tudo, menos a pia da cozinha!). Dependendo de onde irá e quanto tempo ficará, sua cozinha portátil pode incluir alguns dos seguintes itens:

- Misturas prontas (para panquecas, biscoitos, bolos, brownies, pão)
- Faca de pão ou faca serrilhada
- Cereais que podem ser difíceis de encontrar
- Biscoitos

- Biscoitos salgados e lanchinhos que podem ser difíceis de encontrar
- Formas para preparar coisas no forno
- Massas
- Massa para pizza (algumas precisam ser refrigeradas)
- Pão fatiado
- Saquinhos para torradeira (veja a dica em "Pedindo para que os restaurantes preparem a comida que você levar");
- Torradeira ou forninho elétrico.

Com um pouco de sorte, as comidas sobreviverão à viagem e você chegará totalmente preparado para apreciar a sua estadia sem glúten.

Chegando lá

Não importa se vai de avião, de trem, de automóvel ou num cruzeiro, precisa considerar a viagem propriamente dita em seus planos sem glúten.

Capítulo 17

Criando Filhos Felizes, Saudáveis e Sem Glúten

Neste Capítulo

- Lidando com as suas emoções;
- Conversando com as crianças sobre seus estilos de vida sem glúten;
- Decidindo se a família inteira deveria abrir mão do glúten;
- Deixando seus filhos terem um certo controle;
- Saindo com a família;
- Cedendo um pouco do controle: babás, escola e outras situações aterradoras;
- Ajudando seus filhos adolescentes a manterem a dieta.

Uma coisa é quando os adultos precisam ou escolhem adotar um estilo de vida sem glúten. A situação é totalmente diferente quando seus filhos precisam viver sem glúten. Pode acreditar em mim, eu sei. Sou a (ma)mãe (e *nunca* abrirei mão disso!) de uma criança feliz, saudável e que vive sem glúten.

Reúno neste capítulo um bocado de informações para ajudá-lo a lidar com a montanha-russa de emoções, os aspectos práticos de ter filhos que fazem dieta sem glúten e o impacto psicológico que isso pode causar na família; e dou uma pequena espiada no maravilhoso mundo dos Terríveis Adolescentes que não podem comer glúten.

Antes de mergulhar de cabeça, sinto-me na obrigação de dar a mais importante das mensagens (que exagero para incentivá-lo a ler todo o capítulo!): ser diagnosticado é uma coisa boa na vida do seu filho ou filha e na sua. Se estiver com dificuldades para acreditar em mim, continue a leitura.

Moldando os Sentimentos

Tudo é diferente quando é o seu filho ou filha quem está fazendo uma dieta sem glúten: seus sentimentos, o modo como você fala da dieta, o ressentimento em relação aos pais que não precisam fazer adaptações especiais apenas para alimentar os filhos, as preparações necessárias para ir a qualquer lugar, o modo como você faz compras, os alimentos que compra, os lanches da escola, o ressentimento em relação aos outros pais (opa, isso deve ser muito sério).

Se você for pai ou mãe – ou alguém que ama uma criança como os pais amariam – e seu filho tiver que adotar (por questões de saúde ou de comportamento) uma dieta rigorosa, sem glúten, suas emoções provavelmente devem oscilar entre altos e baixos. Parece que no exato momento em que se sente ótimo em relação à dieta, o estilo de vida e todos os benefícios advindos deles, você descobre que as crianças tiveram uma festa de aniversário na escola, e seu filho foi o único que ficou sem bolo. As suas emoções estão lá no alto e caem em queda livre numa velocidade alucinante.

"Não quero que ele se sinta diferente"

Você pensa na vida de seus filhos como um mar de rosas, sem problemas ou sofrimentos, e parte disso significa se sentirem adequados. Porém, as crianças são diferentes em vários aspectos, e embora eu não esteja diminuindo a importância da comida e o papel que ela tem em tudo o que as pessoas fazem, as diferenças que os seus filhos têm não é um problema.

Todas as crianças são diferentes – algumas são loiras, outras são ruivas; algumas preferem beisebol a balé; algumas usam cadeiras de rodas e outras usam óculos. Lamentar-se por causa de sua característica é enviar um sinal de que alguma coisa em relação a ser diferente neste jeito de ser (sem glúten) é *ruim*. A última coisa que você quer fazer é passar esta impressão.

Os pais se preocupam com o fato de seus filhos não se sentirem adequados ou não serem aceitos por causa de suas dietas "diferentes", entretanto, as crianças podem se adaptar, independente do que comam. Adequar-se tem muito mais a ver com as suas atitudes do que com qualquer outra coisa.

"Isto é mais difícil para mim do que para ele"

Se você ama uma criança como um pai ou mãe(mesmo que você não seja o pai ou a mãe verdadeira, mas está emocionalmente ligado à criança da mesma forma que um pai ou uma mãe estaria), poderá compreender o Fenômeno de Amplificação da Dor do tipo "dói mais em mim do que em você". Ver um joelho sangrando ou um coração partido é de causar muita dor – uma dor palpável – para os adultos que amam os filhos.

Aqueles que se sentem angustiados com o fato de seu filho ter sido diagnosticado com uma condição que exige uma dieta rigorosa sem glúten para o resto da vida poderão ter problemas em aceitar esta ideia no começo, mas acreditem em mim: lidar com o diagnóstico é mais difícil para você do que para o seu filho.

Seus sonhos para o futuro de seu filho o fazem pensar que ter de viver sem glúten será difícil para ele – você espera que ele percorra o seu caminho de forma alegre, e não que fique tropeçando por causa da comida, pelo amor de Deus! Mas as crianças não imaginam o futuro desta forma. Para uma criança, a visão de futuro pode ser o jogo de futebol que se aproxima ou a próxima mesada; é uma visão bem mais de curto prazo do que a sua.

Na maioria dos casos, as crianças são resilientes. Elas aceitam o que a vida lhes oferece e fazem o melhor com o que recebem. Acho que os adultos deveriam prestar atenção nisso.

Ao proclamar os benefícios de viver sem glúten durante todos estes anos, tive a oportunidade de conhecer centenas, se não milhares de crianças que não comem glúten. Com apenas umas poucas exceções, quase todas tinham alto astral, eram otimistas e incrivelmente inspiradoras.

DICA

Caso não acredite que este diagnóstico é mais difícil para você do que para o seu filho, pergunte à uma criança sobre o que ela pensa da vida e tome nota. Ela mencionará coisas como "futebol", "minha melhor amiga Sara", "andar a cavalo", "férias" ou qualquer outra coisa. Vá em frente – entreviste dez outras crianças. Esteja certo de que não encontrará ninguém que responda "minha dieta". De fato, isto não é uma prioridade – e nem deveria ser.

Concentrando-se nas coisas boas

Viver sem glúten pode ser uma coisa boa na vida do seu filho (e na sua) por uma série de motivos. Recomendo que faça uma lista pessoal para pegar quando estiver se sentindo frustrado ou deprimido. Aqui estão alguns itens para começar:

- **Seu filho conhece o segredo para uma saúde melhor.** A maioria das pessoas com doença celíaca ou sensibilidade ao glúten nunca fica sabendo o que há de errado com elas. Elas não sabem que uma modificação na dieta poderia restaurar suas saúdes por completo, e continuam a comer as mesmas comidas que as fazem ficar doentes.
- **Seu filho terá menos chances de desenvolver as condições associadas.** Seu filho tem a vantagem de ter sido diagnosticado cedo e viverá sem glúten desde cedo. Isto significa que as chances de desenvolver as condições associadas (veja o Capítulo 2) são bem menores do que alguém que tenha sido diagnosticado depois de ter estado doente durante anos com sensibilidade ao glúten ou doença celíaca.
- **É provável que ele vá aprender a ser tolerante com as sensibilidades dos outros.** Na verdade, ele poderá ser, em geral, mais tolerante.
- **Se seu filho tiver outros problemas alimentares, como diabetes, o controle será mais fácil com uma dieta sem glúten.** Em parte, isto é verdadeiro porque o seu filho terá mais consciência da dieta e um maior controle sobre o que ele ou ela come. Porém, também é verdade que, se feita de forma adequada, uma dieta sem glúten pode ser extremamente nutritiva. Usando o diabetes como exemplo, se evitar a maioria dos alimentos com alto índice glicêmico (como as guloseimas deliciosas sem glúten disponíveis hoje em dia!), e adotar uma abordagem mais do tipo paleolítica, controlar os níveis de açúcar no sangue poderia ser bem mais fácil do que se ele estivesse em uma dieta "normal".

Conversando com Seus Filhos Sobre Viver Sem Glúten

Não importa se o seu filho tem 18 meses ou 18 anos de idade, agora é o momento de conversar, e a família toda precisa estar incluída. A maneira como você fará isso depende do seu estilo, dos relacionamentos dentro de sua família e da capacidade do seu filho de entender a complexidade da questão. Conversar com os seus filhos é o primeiro passo para garantir que eles desenvolvam atitudes e hábitos saudáveis.

Incluindo a família toda

Mesmo que a família toda não opte por viver sem glúten, ter uma criança que vive sem glúten em casa afeta a todos. A família toda precisa saber a respeito da condição da criança, a dieta e como lidar com uma variedade de situações que podem surgir.

LEMBRE-SE

Filhos serão filhos, e irmãos serão irmãos. Só porque os irmãos e as irmãs compreendem a dieta não significa que eles sempre serão legais. Haverá provocações do tipo: "Eu posso comer isso e você não". Lide com este tipo de provocação da mesma forma que lidaria com qualquer outra atitude entre os irmãos que você não aprova. Não deixe que os seus sentimentos de tristeza pelo fato do seu filho ter esta condição o faça reagir de modo exagerado a atitudes malcriadas. Ser malcriado é ser malcriado, e você deve responder a isto de forma consistente.

Mantendo a discussão em alto astral

Todos com quem você conversa sobre o estilo de vida sem glúten – e sobre as condições que ele exige – descobrirão como se sentir em relação a isto a partir de você. Viver sem glúten é algo ruim em sua vida? Algo que causa angústia? Algo bom? A maneira como fala disso terá um impacto muito maior do que você possa imaginar.

Se convocar uma reunião familiar e fizer uma abordagem sombria, deixará o seu filho extremamente apreensivo e passará a impressão de algo irremediável e tenebroso. Esta conversa precisa ser em clima de alto astral, leve e interativa – afinal de contas, viver sem glúten é uma coisa boa na vida de qualquer pessoa. Se não conseguir se lembrar do porquê, volte aos tópicos anteriores deste capítulo.

A pessoa que mais precisa de alto astral por perto é o seu filho. Pelo resto de sua vida, a maneira como ele se sentirá em relação a viver sem glúten dependerá de você e de suas atitudes. A criança não sabe como deve se sentir – tudo isso é novidade para ela (tudo bem, admito que é novidade para você, também). Dê a ela a vantagem de começar com alto astral e otimismo. Se ela for como a maioria das crianças, vai incorporar isso na vida a partir de agora, e isso proporcionará uma força e uma inspiração incríveis.

DICA

Não faça grande caso da necessidade de viver sem glúten. Embora possa parecer algo enorme para você, é provável que não seja um grande problema na vida do seu filho... A menos que você faça com que seja.

Explicando o novo estilo de vida

O nível de detalhes em que vai entrar depende da idade, da maturidade e da capacidade de compreensão do seu filho. De modo geral, o básico a ser dito é "por que" ele vive sem glúten (para se sentir melhor), o "o que" (o que significa viver sem glúten), e o "e agora" (o que ele pode comer agora que vai viver sem glúten), que são, na verdade, os pontos mais importantes.

DICA

Seja paciente, e não tente se apressar explicando tudo de uma só vez. A compreensão e a aceitação podem não acontecer de imediato, é provável que seja um processo contínuo para todos vocês.

Concentrando-se nos benefícios

É provável que o seu filho ou filha tenha tido problemas de saúde ou de comportamento que levaram à necessidade de uma dieta sem glúten, então, comece a discussão com algo positivo como: "Você vai se sentir *muito* melhor agora que vai comer alimentos sem glúten!"

As crianças pensam em coisas específicas. Vá direto ao ponto com elas e fale de algo com o qual elas mesmas possam associar, como: "Você se lembra de como sua barriguinha ficava doendo ultimamente?" ou "Você sabe como é difícil para você se concentrar na sala de aula?" – "Você não se sentirá mais assim agora que vai viver sem glúten!". Coisas específicas podem ajudar as crianças a compreenderem com exatidão *o que* vai melhorar com a dieta sem glúten.

Depois de algumas semanas após ter adotado o estilo de vida, lembre-se de ressaltar para seus filhos o quanto eles estão se sentindo melhores, graças às deliciosas comidas sem glúten ingeridas.

Usando palavras de peso e boas explicações

Não subestime aquilo que seus filhos podem compreender. Ao explicar a dieta para o seu filho, use as palavras "complicadas" como glúten (entretanto, evite carboximetilcelulose, OK?). Mesmo que seu filho tenha deficiências de desenvolvimento ou de aprendizagem, utilize a terminologia adequada para que ele possa se comunicar melhor com os outros sobre o que ele pode e não pode comer.

Oferecendo alternativas sem glúten

Concentrar-se sempre naquilo que ele *pode* comer é importante. Sempre que você ou seu filho ou filha perguntar ou mencionar uma comida proibida, tente mencionar algo que seja igualmente formidável e que não tenha glúten.

É claro que você não vai dizer: "Você não poderá mais comer aqueles biscoitos, Trevor, mas você pode comer todos os brócolis que quiser!". Isto não fará com que você ganhe nenhum ponto como mãe ou pai, e muito menos fará com que o pequeno Trevor se interesse muito por este novo estilo de vida. Ao invés disso, faça estas três coisas ao mesmo tempo:

- Recompense o seu filho por se ater à dieta;
- Ofereça uma alternativa;
- Reforce que ele pode sim comer algo *porque* não contém glúten.

Um par de frases simples resolve o assunto: "Você tem razão, Trevor, você não pode mais comer aqueles biscoitos. Mas você *pode* comer esta barra de chocolate, porque ela não tem glúten!"

Esteja sempre preparado para fazer a Troca de Guloseimas. Quando o seu filho quiser comer alguma guloseima proibida, esteja preparado para trocá-la por alguma coisa igualmente atraente– claro, na versão sem glúten. As crianças podem ser persuadidas com facilidade, e se você tiver algumas guloseimas deliciosas guardadas na manga para a Troca de Guloseimas, com certeza fará aquele franzido na testa se transformar num sorriso.

Reforçando a Ideia de que o Glúten Faz seu Filho se Sentir Mal

Ajude seu filho ou filha a fazer a conexão entre comer glúten e se sentir mal. Use isto em duas situações. Em primeiro lugar, sempre que falar de glúten: "Você tem razão, não pode comer aquilo porque tem glúten, e o glúten lhe faz se sentir mal.". Deste modo, ele aprenderá a associar o glúten com o fato de não se sentir bem – e isto é uma coisa muito boa. Para colocar tudo isso de forma científica, a vontade de burlar a dieta é inversamente proporcional à percepção de que o glúten faz com que se sinta malA chance de que seu filho coma glúten escondido (ou até mesmo de querer comer glúten) é inversamente proporcional à clareza desta associação entre glúten e o fato dele não se sentir bem.

É mais provável que ele, de fato, tente se ater firmemente à dieta. Certifique-se de que ele não sinta que fez algo de errado se cometer um erro. Mostre que todos nós erramos e que o glúten pode estar escondido em todo tipo de coisas. Significa, apenas, que terá de ser muito mais cuidadoso no futuro.

Lidando com a reação do seu filho

É impossível prever como será a reação de seu filho quando começar a falar com ele sobre o seu novo estilo de vida sem glúten.

Isto dependerá de como você apresentará a dieta, a sua idade, maturidade, nível de compreensão, capacidade de expressar seus sentimentos e, é claro, da sua personalidade.

É bem provável que perceba uma pitada de raiva, hostilidade ou outros sentimentos "negativos", por isso, seja tranquilizador, compreensivo e dê o apoio necessário – estas reações dos pais são naturais.

Não pense, porém, que a reação inicial de ficar "chateado" será duradoura. É mais uma resposta passageira que, com o passar do tempo e à medida que ele se acostuma com o novo estilo de vida, evoluirá e se transformará em uma perspectiva mais positiva. Continue a lembrá-lo dos benefícios que terá agora, ou seja, que o organismo dele vai ficar mais saudável conforme come alimentos sem glúten.

Esteja preparado para pouca ou nenhuma reação. Parecer indiferente ou apático não é incomum no caso de crianças. Não dê importância exagerada e não imagine que esta reação "esconde" pensamentos mais profundos e perturbadores – é provável que isto seja uma resposta honesta para uma questão que, de certo modo, é confusa ou uma reação a algo que não parece ser muito importante no momento.

Ajudando seu filho a falar com outras pessoas sobre a dieta

Seus filhos precisam aprender a falar com outras pessoas – tanto adultos como outras crianças – sobre o estilo de vida sem glúten. Elas farão isso pelo resto de suas vidas, e não há melhor momento para começar do que agora. É claro que o que eles dirão exatamente e como eles se comunicarão dependerá da idade, da personalidade, do estilo, com quem falam e o quanto eles se sentem confortáveis em conversar a respeito do assunto.

Explicando o que eles podem e não podem comer

Ensine o seu filho a usar uma frase, mesmo que ele seja muito novo para saber o que significa. Use algo bem abrangente, que ele possa repetir aos adultos.

Por exemplo, ensine-o a dizer: "Eu não posso comer glúten. Isto significa que eu não como trigo, centeio, cevada, malte e aveia". Sei que esta definição não está tão correta em termos técnicos (malte é de cevada, e a aveia não contém glúten, porém às vezes, podem estar contaminadas), entretanto ela informa aos adultos o que eles precisam saber.

É claro que quanto mais informações a criança puder dar, melhor. Se ela puder explicar às pessoas com clareza o que ela pode ou não pode comer, isto seria ótimo – e se ela puder acrescentar o fato de que o glúten lhe faz mal, melhor ainda. Seu filho logo vai descobrir o que é mais adequado para ele.

DICA

Algumas crianças se sentem mais confortáveis ao simplificar suas explicações para algo que as pessoas possam entender com mais facilidade, como: "Sou alérgico a glúten", ou até mesmo "Sou alérgico a trigo". Mesmo que esta explicação também não esteja correta, às vezes, é mais fácil. No entanto, certifique-se de que o seu filho conheça a verdade para que ele não fique confuso mais tarde.

Decidindo se Toda a Família Deve Viver Sem Glúten

Muitas pessoas assumem que pelo fato de uma criança viver sem glúten, a família toda deveria adotar este estilo de vida. Afinal de contas, não seria cruel se deliciar com rosquinhas doces enquanto o seu filho que não come glúten tem que engolir bolinhos de arroz? Sim, seria.

Todavia, fazer com que toda a família viva sem glúten nem sempre é a resposta correta, também. É necessário pesar ambos os lados da questão e considerar as questões práticas e psicológicas.

Os prós

Aqui estão algumas vantagens se todo mundo viver sem glúten:

- **Você prepara somente uma versão de cada refeição**
- **Compra apenas alimentos sem glúten**
- **Não há risco de contaminações na cozinha**
- **Seu filho não vai se sentir diferente**
- **A despensa estará cheia de comidas "seguras"**
- **Seu filho não se sentirá tentado a burlar a dieta**

Os contras

Estou tentando mostrar os dois lados aqui, porém se achar que a lista de contras é um pouco mais extensa que a lista de prós, tem toda a razão. Em última instância, na minha opinião, os contras superam os prós em se tratando de fazer com que toda a família viva sem glúten:

- **Um mundo sem glúten não é uma realidade**
- **Seu filho não vai descobrir como escolher comidas**
- **Pode causar ressentimentos nos outros membros da família**
- **Seu filho não ficará tentado a burlar a dieta**
- **Comer muitas comidas especializadas pode sair muito caro**

Meio-termo

Algumas vezes, um meio-termo é a melhor solução. Veja se estas ideias se adequam à sua família:

- **Faça a maior parte das refeições sem glúten**
- **Compre condimentos e produtos básicos sem glúten**
- **Aprecie as deliciosas guloseimas assadas sem glúten**
- **Dando ao Seu Filho o Controle da Dieta**

Se o seu filho não assumir o controle da dieta, ela é que vai controlá-lo. Não importa o quanto ele é jovem, é preciso aprender desde o primeiro dia a tomar decisões sobre o que ele pode e não pode comer – e como é importante não trapacear, não importa o quanto se sinta tentado.

Do ponto de vista psicológico, é importante que a dieta sem glúten não assuma o foco central na vida do seu filho – e isto significa que ele deveria pensar em outras coisas na maior parte do tempo. Entretanto, quando chegar a hora de comer, a criança precisa perceber a importância de fazer boas escolhas. A comida é algo em relação à qual a criança precisa prestar bastante atenção.

LEMBRE-SE

Um sábio provérbio diz: "Dê um peixe a um homem, e você o alimentará por um dia. Ensine-o a pescar e você o alimentará durante uma vida.". É preciso ensinar seus filhos a escolherem as comidas que comerão pelo resto de suas vidas. Dar o controle da dieta a eles também oferece vantagens a todos:

- **Seu filho fica mais autoconfiante**
- **Você pode ficar sossegado**
- **Seu filho aprenderá sobre a importância de comer de forma saudável**

Confiando nas crianças quando você não estiver presente

Dar liberdade é uma das coisas mais difíceis que os pais precisam fazer; porém, é a sua obrigação como pai. No dia a dia, você prepara seus filhos para a vida, para que em determinada ponto eles possam ser independentes. Se fizer o seu trabalho direito, poderá ficar tranquilo sabendo que eles têm todas as ferramentas necessárias para tomar decisões que os deixarão seguros, felizes e saudáveis.

A ideia por trás de dar o controle da dieta aos seus filhos é que eles precisam saber como se alimentar porque você nem sempre estará presente. Você não terá muitos problemas se der a eles controle sobre certas coisas – ir ao banheiro sozinho, lavar as mãos, usar o DVD player. Porém, quando se trata de escolher a comida – e ela, de fato, pode deixá-los muito doentes – confiar que eles farão escolhas seguras é difícil!

Você saberá a hora certa de fazer isso e quando poderá ficar tranquilo de verdade, sabendo que eles estarão fazendo escolhas seguras em relação à comida. Isto acontecerá, talvez, bem mais cedo do que imagina e muito antes de você estar preparado.

LEMBRE-SE

Seus filhos cometerão erros. Eles não os matarão nem os prejudicarão de forma permanente, e com sorte, provocarão algum tipo de desconforto para que eles percebam a importância de prestar mais atenção.

Deixando Seus Filhos que Não Comem Glúten aos Cuidados de Outras Pessoas

Deixar seus filhos aos cuidados de outras pessoas já é assustador o bastante, mesmo que eles não tenham nenhuma restrição alimentar que possa deixá-los doentes. Imagine confiar que outra pessoa alimentará de forma segura uma criança que não come glúten? Cruzes! Abrir mão de um pouquinho do controle parental pode ser assustador, mas passar um tempo longe é uma parte importante do processo de crescimento, tanto para as crianças como para os pais.

Confiando seus filhos a amigos, familiares e babás

A coisa mais importante que você pode fazer para garantir que seus filhos estejam em boas mãos do ponto de vista de uma dieta segura é educar as pessoas que tomarão conta deles.

Caso suspeite que as pessoas não entenderam totalmente a dieta, esforce-se bastante com o intuito de garantir que conseguirão entender, ou arrume outra pessoa para tomar conta das crianças.

DICA

Ao deixar seus filhos aos cuidados de outra pessoa, procure levar ou deixar comidas prontas com a maior frequência possível, e marque os potes de forma bem clara indicando que a comida não tem glúten. Isto evita qualquer confusão entre a comida de seus filhos e a de outra pessoa qualquer.

Mandando seus filhos para a escola

Como eles ficam na escola durante várias horas, dia após dia, enviar seus filhos que não comem glúten à escola é um dos maiores desafios com os quais você vai se deparar. Aqui vão algumas dicas:

- **Ensine os professores, a enfermeira, a nutricionista e a diretora.**
- **Dê à professora um estoque de guloseimas para o seu filho.**
- **Tenha cuidado com os horários das atividades artesanais. Massinha de modelar contém glúten, e embora as crianças não devam comê-la, mostre-me uma criança que consiga resistir.**
- **Trabalhe em conjunto com o departamento de nutrição.**
- **Tome cuidado com a troca de lanches Trocar comida na escola é uma coisa muito séria.**

Orientando Adolescentes que Não Comem Glúten

Quando seus filhos forem adolescentes, o melhor a fazer é esperar que você tenha lhes dado uma boa base e ainda ser capaz de orientá-los na direção que acha que devam seguir.

Se o seu filho ou filha adolescente acabou de ser diagnosticado, a fase da adolescência poderá ser um período muito angustiante para ele ou ela. Eles já estão passando por muitas mudanças e terão a impressão de que adotar um estilo de vida sem glúten é uma mudança que vai lançá-los muito além do ser diferente, eles vão se sentir de outro planeta.

Se o seu filho foi diagnosticado, mesmo que este diagnóstico tenha acontecido há alguns anos, pode ser que você vá vê-los se transformando de alguém que aceitava com mais facilidade e não esquentava a cabeça com a dieta para alguém que se rebela contra ela, e que poderá até mesmo burlá-la de vez em quando.

Todas estas respostas são normais, caso *alguma* definição da palavra "normal" se aplique aos adolescentes. Você deve lidar com estas reações com paciência, compreensão e comunicação de ambas as partes.

Observando os sintomas de mudanças

Em um minuto estão lá, e no seguinte desaparecem. Às vezes os sintomas das crianças parecem desaparecer durante a adolescência – é uma fase que chamamos de *período da lua de mel*. Para alguns, os sintomas desaparecem – pelo menos de forma temporária. Neste ponto, elas podem se sentir tentadas a devorar uma pizza. Elas acham que pelo fato de não estarem sentindo os sintomas, estarão bem. Não é verdade! De fato, a coisa toda é apenas uma ilusão (como algumas das outras coisas que acontecem durante a adolescência!). Embora seus filhos possam não estar *sentindo* os efeitos, o glúten ainda continua a causar danos.

Para outros, os sintomas não desaparecem de verdade, porém mudam mostrando características que aparecem mais em adultos – dores de cabeça, cansaço e depressão, por exemplo. Em alguns casos, estes adolescentes também acham que os sintomas desapareceram porque aquilo que costumavam associar ao glúten – diarreia, por exemplo – não é mais uma reação típica. Eles podem não perceber que as dores de cabeça que têm, ou os outros sintomas, são sinais da intolerância ao glúten.

Entendendo por que os adolescentes podem burlar a dieta

Os adolescentes são um tipo de animal diferente, e eles às vezes burlam ou querem burlar as regras por motivos diferentes. Na verdade, quando os filhos se tornam adolescentes, os pais não conseguem mais impedi-los de comer o que quer que seja. Porém, saber o motivo pelo qual eles querem burlar a dieta para que você possa ser compreensivo e ter uma discussão aberta com eles pode ajudar.

Seus desejos não são mais uma simples questão de: "Eu quero isso, então acho que vou comer isso". Com os adolescentes, eles podem querer comer glúten por:

- **Pressão dos colegas**: Não existe nenhuma outra época na vida em que a pressão dos colegas seja maior do que durante a adolescência. Mesmo que os amigos não estejam o pressionando a comer glúten (é mais comum que isso não aconteça), seu filho adolescente pode apenas querer ser como qualquer outra pessoa e vai se sentir tentado a burlar a dieta.
- **Rebeldia**: seu filho adolescente pode ficar tentado a comer glúten como uma maneira de mostrar rebeldia. Mesmo que ele não conte a você a respeito do incidente, assim ele poderá, mesmo que de forma subconsciente, exercer o controle. Um tipo de comportamento do tipo: "Vou mostrar quem está no controle".
- **Curiosidade**: é mais fácil para uma criança curiosa do que para um adolescente controlar a curiosidade de saber o gosto que o glúten tem. Mesmo que o seu filho tenha sido diligente em relação à dieta durante anos, é bem provável que ele sucumbirá na adolescência.
- **Controle de peso:** muitos adolescentes acham que se comerem glúten, não absorverão todas as calorias disponíveis. Infelizmente, alguns burlam a dieta, de modo intencional, para perder peso.

Capítulo 18

Combatendo a Depressão: Superando os Obstáculos Emocionais

Neste Capítulo

- Identificando sentimentos não são tão bons
- Confrontando a negação
- Lidando com os erros
- Olhando para o quadro geral
- Continuando no caminho certo

Talvez eu não esteja olhando com muito cuidado, mas não tenho visto muitos best-sellers nas livrarias com títulos do tipo Como Lidar com uma Sorte Incrível.

É claro, você precisa de ajuda apenas quando enfrenta algum tipo de problema E algumas pessoas acham que o estilo de vida sem glúten apresenta um conjunto enorme de desafios. Alguns deles têm a ver com o motivo pelo qual elas estão passando a viver sem glúten, para começar.

As pessoas que embarcam em um estilo de vida sem glúten o fazem por uma destas razões:

- **Acham divertido!** Analisar rótulos de forma minuciosa, decifrar palavras em código, traduzir os avisos legais disponibilizados pelos representantes do serviço de atendimento ao consumidor dos fabricantes, procurar atentamente por fontes ocultas de glúten...E o pior de tudo, ficar sem cerveja e sem pizza (este grupo inclui os autores do best-seller do tipo Como Entrar em Depressão Caso Você Esteja Feliz Demais.);

- **Elas acham que deveriam.** Estas pessoas não foram diagnosticadas com nenhum problema médico, e se fizeram exames, o resultado foi negativo. Porém, desconfiam que se sentirão melhor com uma dieta sem glúten, ou acreditam que esse estilo de vida é mais saudável. Talvez, ainda, simplesmente queiram dar apoio a alguém que amam e que vai viver sem glúten;
- **Elas precisam.** Estas pessoas foram diagnosticadas com alguma condição médica que exige a dieta.

Adivinhe qual dos grupos terá mais facilidade do ponto de vista psicológico. Acertou! Quando escolhe fazer algo, você sai com uma enorme vantagem emocional. Você não estará preparado apenas mentalmente para o desafio, mas receberá as mudanças de braços abertos.

Por outro lado, quando alguém lhe diz que você tem de fazer algo (aqueles do grupo três), é provável que isto seja mais difícil (lembre-se de sua infância quando você estava se preparando para voluntariamente limpar seu quarto e a sua mãe grita: "Não se esqueça de arrumar o seu quarto!", não há nada melhor para fazer com que perca a motivação). A isso, some-se os desafios sociais e práticos que surgem quando você passa a viver sem glúten, e algumas pessoas se verão lidando com todo o tipo de questões emocionais complexas.

Tudo bem, tudo bem, alguns me acusam de ser uma otimista exagerada em se tratando de patrocinar as virtudes de um estilo de vida sem glúten. E acredito, do fundo do meu coração, que é o melhor estilo de vida nutricional do planeta. Entretanto, não deixo de ser realista – não se esqueça que já estive em seu lugar e já passei por isto. Venho vivendo este estilo de vida há muito tempo, e acreditem, já enfrentei minha cota de desafios emocionais, como acontece com a maior parte das pessoas que adotam um rigoroso estilo de vida sem glúten. A ideia é descobrir como identificar estes desafios e obstáculos e superá-los.

O fundamental para se ter em mente é: lide com o problema; não afunde nele. Você pode ficar maluco, triste, desconfortável, com raiva ou pronto para gritar com todas as forças por se sentir frustrado. Tudo bem. Todas estas reações e sentimentos, e as outras coisas sobre as quais falo neste capítulo, são perfeitamente normais quando alguém lhe diz que é necessário mudar toda a sua vida. No entanto, focar na parte negativa e nas dificuldades de tudo isso é fácil, e desta forma, estes sentimentos podem consumi-lo. Permita-se sentir estas emoções complicadas, mas depois siga em frente.

Neste capítulo, discuto uma série de maneiras de superar a negatividade e ver as coisas sob um prisma mais positivo. Sim, para algumas pessoas esta é uma transição difícil na vida... Mas, em última instância, o resultado é um maior bem estar.

Reconhecendo os Conflitos Emocionais Mais Comuns

São vários os motivos pelos quais viver sem glúten pode ser difícil do ponto de vista emocional:

- As atividades sociais giram em torno da comida
- As pessoas que você ama não entendem
- As pessoas podem achar que você é maluco
- Algumas pessoas não lidam bem com nenhum tipo de mudança

Neste tópico, falo sobre alguns dos sentimentos mais comuns vivenciados pelas pessoas que recebem a notícia de que precisam viver sem glúten. Talvez você perceba que estes problemas se parecem muito com as reações de alguém passando por um trauma. Isto não é de se surpreender porque para algumas pessoas, ser informado de que precisam mudar toda a sua forma de comer pode ser algo traumático e estressante.

Choque e pânico total

Caso já tenha visto uma adolescente que não consegue achar o seu telefone celular, já se deparou com o pânico. Para algumas pessoas, mudar para um estilo de vida sem glúten é até pior do que isso.

Por um lado, tudo parece acontecer de repente. Você está no consultório médico falando sobre intestinos soltos ou presos, e a próxima coisa que fica sabendo é que você foi marcado com uma condição da qual, provavelmente, nunca havia ouvido falar e que o fará mudar a maneira como você come para o resto da vida. Todavia, sob certos aspectos, não foi tão súbito assim. É mais certo de que estivesse tendo problemas de saúde há anos. E agora isso tem um nome. E um tratamento. E ambos podem ser assustadores.

Hã? É mais ou menos tudo o que você poderá pensar ou dizer. Fica anestesiado – está em choque. A boa notícia é que por definição, você sentirá este choque somente uma vez (alguma vez você já tentou chocar alguém duas vezes com a mesma notícia? Poucas pessoas caem nessa).

Já ficou com os dedos tão gelados que pareciam congelados? Eles ficam amortecidos, certo? Porém, quando começam a descongelar, formigam e parece que você acabou de passá-los por um moedor de carne. É mais ou menos o que você sente quando o choque se transforma em completo pânico. É nesta hora que a realidade embutida nas palavras "dieta para toda a vida" começa a ser assimilada e você surta. O que vou comer? Como farei isso? Onde encontrarei comidas especiais? Serei capaz de fazer isso?

Fique tranquilo porque estes sentimentos são normais, e eles passam. Descobrirá o que poderá comer, e seu pânico vai diminuir à medida que se sentir mais confortável com a dieta, o que começa no primeiro dia. A curva de aprendizado é mais abrupta para algumas pessoas do que para outras, mas você *vai* aprender, e o pânico vai desaparecer.

Raiva e frustração

O choque e o pânico já diminuíram, e você está começando a se sentir mais confortável com o que pode e não pode comer. Entretanto, algo ainda o incomoda. Você percebe que está com os nervos à flor da pele. Muito ressentido. Com muita raiva e uma frustração agonizante!

Não importa com quem ou com o que você esteja enfurecido – algumas pessoas nesta situação ficam com raiva dos pais por terem lhe dado um gene "com defeito"; outras ficam com raiva de si mesmas por passarem o gene aos seus filhos; alguns ficam com raiva dos parceiros por não serem mais compreensivos; a maioria fica com raiva dos principais fabricantes de cereais que acham que colocar aromatizante de malte em todos os cereais que eles fabricam é uma Lei Universal dos Fabricantes de Cereais; e alguns poucos descontam em Deus por "ter criado" esta condição maluca.

A questão é que você está louco de raiva, e isto o está deixando estressado. A raiva é um sentimento saudável, e aprender a lidar com ela é uma das lições mais importantes que aprenderá na vida. Descontar a raiva nas pessoas que lhe são mais próximas é tentador, em especial, se elas estiverem contribuindo com a frustração ao não serem tão compreensivas em relação ao seu novo estilo de vida. Se precisar, procure ajuda para lidar com a raiva. Mas não desconte sua raiva em cima das pessoas mais próximas a você porque elas não devem ser culpadas de nada, e podem dar bastante apoio quando mais precisar.

Luto e desespero

Você está sofrendo? Sente como se tivesse perdido o seu melhor amigo? De certa modo, foi isto que aconteceu. A comida, o controle sobre o que come e até mesmo o simples ato de colocar comida na boca podem acalmar e proporcionar conforto. Ao se ver forçado a abrir mão de suas comidas prediletas (se elas não eram as suas favoritas antes, elas passarão a ser depois de abrir mão delas!), a mudança poderá fazer com que você se sinta triste e melancólico. Além do mais, algumas pessoas acham que são as únicas a terem este problema, o que pode intensificar a sensação de isolamento e solidão.

Se o seu filho ou filha vai viver sem glúten, estes sentimentos de luto podem ser ainda maiores. Você sonha com uma vida ideal, sem problemas para os seus filhos; e ter de lidar com restrições alimentares que os impeçam de comer o que parece ser o básico na dieta de uma criança, em geral, não faz parte dos planos.

Algumas pessoas chegam ao ponto do desespero e da desesperança. Elas acham a dieta complicada e difícil, e continuam a cometer erros. Então concluem que, se não conseguem acertar, é melhor nem fazer a dieta, e desistem.

Tristeza e desespero são sentimentos normais, mas não se entregue a eles. Você superará os sentimentos de angústia e de solidão, e este estilo de vida não precisa isolar nem causar privações de forma alguma. Em relação a fazer da maneira correta, esforce-se ao máximo – coloque, de fato, 100% de seu esforço – e você vai conseguir. Ter de lidar com um erro de vez em quando é melhor do que desistir e nem tentar.

Sensação de perda e privação

Você poderá ter algumas sensações de perda quando alguém lhe disser que precisa viver sem glúten. Obviamente, você perderá suas comidas favoritas – e o que dizer das situações sociais que parecem andar de mãos dadas com elas? Sentirá falta da pizza e da cerveja durante o futebol de quarta a noite ou dos maravilhosos biscoitos de aveia com passas da Vovó que todos devoram antes de se lembrarem de dar um abraço para cumprimentá-la. E o que dizer dos petiscos, normalmente repletos de glúten, durante um jogo de baralho (tudo bem, vou parar com estas lembranças por enquanto)?

Muitas de suas comidas prediletas, pelo menos na forma como você as conhece, serão coisa do passado. No começo, os eventos sociais parecem não ser os mesmos sem elas – e na verdade, não são. São iguais, porém diferentes, mas tudo bem. Lembre-se que quando vai a estes eventos, a comida não é o principal motivo – mas sim a socialização. Lembre-se, também, de levar consigo as comidas que você adora – e siga as regras de ouro para comer fora sem consumir glúten, que menciono no Capítulo 16.

Outro tipo de perda é a da praticidade. Hoje em dia, a comida vem pré-lavada, pré-cortada, pré-descascada, pré-cozida, préembalada, pré-selada e praticamente pré-comida e pré-metabolizada para se transformar em gordura em sua barriga antes mesmo de você chegar em casa do supermercado. Alimentos práticos vêm na forma de lanches ou refeições completas, em várias combinações para agradar a qualquer paladar. Sim, estas comidas são convenientes – e algumas vezes, quando compradas nos corredores das frutas e verduras, podem até ser saudáveis e não conter glúten. Entretanto, muitas delas, para você, são coisas do passado.

Então, para muitas pessoas, é verdade: há uma perda de praticidade. Seus dias de pedir pizza pelo telefone estão no passado, pelo menos até que as grandes pizzarias comecem a oferecer uma versão sem glúten (uma garota pode sonhar). Foi-se o tempo em que caminhava por um supermercado de forma despreocupada pegando produtos das prateleiras porque tinham uma cara boa ou porque estavam em promoção.

Tudo bem, então abrir mão do glúten não é tão prático – e você fica sem as suas antigas comidas prediletas. Tenho que concordar – há uma sensação de perda. Mas olhe para o que está ganhando. Sua saúde! A dieta sem glúten é o segredo para uma saúde melhor, e isto não tem preço.

Tristeza e depressão

Em certo ponto, as pessoas ficam tão sobrecarregadas com todo o conceito de sua condição médica e com a dieta sem glúten que se sentem como se estivessem prestes a serem condenadas, e experimentam algum nível de depressão.

Perceba que a depressão pode ser um sintoma da própria intolerância ao glúten. Ela pode ter sido causada pela ingestão acidental (ou intencional) de glúten? Pode ser um desconforto emocional de antes do diagnóstico? Algumas pessoas, antes de serem diagnosticadas (e outras até depois) são acusadas de "inventarem" problemas, e ouvem de outras pessoas que os sintomas estão na cabeça delas. As acusações por si só podem magoar e causar tanta frustração que fazem com que a pessoa chegue a um estado de depressão.

LEMBRE-SE

As pessoas com doença celíaca possuem uma incidência maior de depressão, manias, convulsões e outros problemas neurológicos.

E você também sente, é claro, as restrições, o pesar, a sensação de perda, raiva e outros sentimentos discutidos neste capítulo. Tudo isso pode levar à depressão.

Infelizmente, a depressão causada pela doença pode levar a um círculo vicioso. Os sintomas físicos levam ao sofrimento e à depressão, e depois a depressão faz com que os sintomas físicos se agravem. Além do mais, a depressão pode enfraquecer o sistema imunológico e afetar o coração. Outro motivo para querer virar o jogo: pessoas com depressão têm quatro vezes mais chances de ter um ataque cardíaco do que as pessoas que não têm.

Se estiver se sentindo deprimido, certifique-se de que a sua dieta é 100% sem glúten para saber se o que sente não é um sintoma da ingestão de glúten. Considere também algum tipo de terapia, seja trocando confidências com amigos ou ajuda profissional.

DICA

Se você acha que a sua depressão não é séria e quer tentar resolver o problema por conta própria, veja se estas atividades podem ajudar:

- **Faça exercícios:** quando se exercita seu cérebro produz endorfinas, e estas substâncias químicas criam uma sensação natural de prazer. Os exercícios também ajudam a se livrar dos hormônios do estresse produzidos pelo organismo e acabam com várias complicações físicas e emocionais.
- **Coma bem:** e isto significa, além de se alimentar de uma dieta saudável, ater-se estritamente à sua dieta sem glúten.
- **Evite álcool:** bebidas alcoólicas são muito prejudiciais para pessoas que sofrem de depressão.
- **Relaxe (querendo ou não):** eu sei que, às vezes, é difícil! Porém, o relaxamento (mesmo que forçado) é importante para manter sua saúde mental. É fácil se esquecer de cuidar de si mesmo, entretanto isso é crucial – caso contrário, você não será capaz de ajudar ninguém.

Lidando Com a Negação

Anda como uma pata, faz quac-quac como uma pata e até bota ovos como uma pata. No entanto, você gostaria de acreditar que é um cachorro. No que concerne à sua saúde pessoal, talvez os sinais de aviso estejam bem, bem vermelhos, com setas em neon piscando e gritando: “Viver sem glúten é a solução!”. E você lê, “Sem glúten? Com certeza *Eu* não preciso!” A negação vem em todas as formas e tamanhos – alguns tipos afetam você e outros os que estão ao seu redor.

Quando é você que está em negação

Quando ouve que precisa abrir mão do glúten por questões de saúde, decidir correr, e não andar, até a caixa de areia mais próxima e começar a cavar um buraco para colocar a cabeça é bem comum. Isto se chama negação, e quase todos passam por isso, de uma maneira ou de outra. Veja algumas de suas fases, começando com a mais imediata.

De cara

A reação inicial mais comum é: eu não posso ter esta doença; eu nunca ouvi falar dela; sou muito gordo para ter isso; sou muito velho para ter isso; sou (insira um adjetivo que vai ajudá-lo na negação) para ter isso.

Continue negando até que a vaca tussa (por que ela iria *tossir*, afinal de contas?), mas isto não ajudará em nada em relação à sua saúde. O que vai ajudar é entrar na linha o mais rápido possível porque você terá uma saúde melhor lá na frente.

Negação ao longo do caminho

Outro tipo de negação surge depois de passar a viver sem glúten por um tempo e já está se sentindo muito bem. Na verdade, você se sente tão bem que começa a pensar que talvez não haja nada de errado, e você não se lembra de ter se sentido tão mal assim.

É claro, isto acontece mais ou menos na época em que a realidade de que precisará fazer isso para o resto da vida começa a ser assimilada, e você se sente tentado a trapacear – porém não é trapaça se você não precisa viver sem glúten agora, certo? Assim começa a batalha entre o bem e o mal, em sua cabeça.

O anjinho do lado bom de sua cabeça fica dizendo: "Hummmmmm, este é o biscoito sem glúten mais gostoso que eu já comi!". E o diabinho da negação do lado mal diz: "Nem pense que vou ficar sentado durante outro jogo de futebol comendo bolinhos de arroz e bebendo vinho branco enquanto os outros rapazes caem de boca na pizza e nas cervejas. Além do mais, eu não tenho intolerância... Ah, tenha dó, é só um pedaço de pizza..."

Afaste-se da caixa de pizza. Este é um período de ambivalência, no qual você tem muitas esperanças de que não vai precisar abrir mão do glúten de verdade, e está "provando" isso para si mesmo ao ignorar os sinais vermelhos (e a sua consciência).

Aceitação

O maior problema com a negação é que ela justifica o consumo do glúten. Quando você passa por este momento de "revelação" em que "percebe" que não precisa viver sem glúten, a tentação é correr, e não andar, para a padaria mais próxima.

Resista à tentação. Se está sem comer glúten por um tempo,é claro que você se sentirá bem, mas por causa da dieta e não apesar dela. O perigo de testar a sua teoria é que você pode ser que não tenha qualquer reação ao glúten e chegará a conclusão óbvia (ou seja "desejada") de que nunca houve a necessidade de eliminar o glúten, para começo de conversa.

Se ainda não tem certeza de que deve, de fato, viver sem glúten, aqui estão alguns passos para deixar as coisas um pouco mais claras:

- **Faça exames adequados.** A negação é um dos mais fortes argumentos em favor de exames adequados. Veja o Capítulo 2 para mais informações sobre os exames.
- **Entenda que exames com resultados "negativos" nem sempre significam que você está livre para comer glúten.** Testes para alergia não detectam a doença celíaca; os exames para a doença celíaca nem sempre detectam sensibilidades. Os exames mudaram ao longo dos anos, e pode ser que os seus tenham sido feitos há muito tempo. Talvez tenha recebido resultados falso negativos – e os problemas com o glúten podem se desenvolver a partir de qualquer momento, portanto, só por que você teve resultados negativos uma vez, não significa que terá resultados negativos de novo. E por último, algumas pessoas apresentam resultados negativos em todos os testes, e apesar disso, suas saúdes melhoram de forma considerável com uma dieta sem glúten.

- **Procure uma segunda opinião.** Caso seja particularmente teimoso, poderá até mesmo querer uma terceira. Algo do tipo de se o Papai disser não, pergunte à Mamãe – porém se ambos disserem não, é preciso admitir a derrota.
- **Converse com outras pessoas que já passaram por isso.** A maioria das pessoas passa pela fase da negação de uma forma ou de outra. Converse com pessoas diagnosticadas com uma condição que exija que vivam sem glúten. É provável que elas lhe deem aquele sorriso complacente com um olhar do tipo "sim você está passando por um caso clássico de negação" porque elas já passaram por isso. Você não precisa ouvir muito mais do que isto.
- **Tome notas.** Escreva os seus sintomas, como você se sente quando come certos alimentos, e os sintomas da sensibilidade ao glúten, da doença celíaca ou de qualquer condição que possa ter. Consegue ver uma correlação? Ao comer certos alimentos, você percebe que alguns dos sintomas são semelhantes a alguns dos sintomas da condição? Hummmm...

Quando outras pessoas estão em negação

O tipo mais comum de negação que outras pessoas podem exibir ocorre quando elas têm todos os sintomas e se recusam a admitir. Por que é tão difícil para seu familiar acreditar que pode ter esta condição? Problemas com glúten, afinal de contas, são mais comuns entre familiares, e muitas vezes outras pessoas apresentam os sintomas clássicos. Por que é tão difícil para os amigos? Algum grau de intolerância ao glúten é é uma condição comum – embora as pessoas normalmente afirmem: "eu não tenho isso". No fundo, a questão é que ninguém quer ter isso.

As condições que exigem que você viva sem glúten, como a doença celíaca, possuem um único denominador comum: pessoas nem sempre acreditam naquilo que ouvem sobre a sua condição ou no fato de que uma dieta sem glúten pode restaurar a saúde por completo. Elas também nem sempre entendem como realmente é necessário ser rigoroso com a dieta.

Já fui acusada em mais de uma ocasião, por mais de uma pessoa, de ser neurótica em relação a evitar o glúten. Os médicos me disseram que eu estava "exagerando" porque verificava os ingredientes em uma minúscula pílula. Meus familiares e amigos me acusaram de estar obcecada com o glúten e com o fato de garantir que a comida não o contenha. E posso dizer que mais de um garçom deve ter resmungado algo sobre isto depois de ouvir meu pedido.

Gostaria de poder dar conselhos sobre como lidar com "outras pessoas" em sua vida que não acreditam em você com relação à sua condição, ou que não aceitam que elas também podem ter uma intolerância ao glúten. O melhor que pode fazer é se esforçar bastante no sentido de educá-los. Você não tem nenhuma maneira de forçá-los a fazer exames ou experimentar a dieta, o que é triste – porque estas atitudes poderiam fazer com que a saúde deles melhorasse bastante.

Voltando para o Caminho Certo Quando Sentir que Está Perdendo o Passo

Até mesmo eu admito que surgem alguns desafios emocionais difíceis quando se passa a viver sem glúten. Esta é uma mudança monumental em seu estilo de vida! Entretanto, superar estes desafios e voltar ao caminho certo para curtir a vida e tudo o que ela tem a oferecer – muito além de comida – é importante.

Recuperando o controle

Se você não assumir o controle da dieta, ela controlará você. Um dos motivos pelo qual você às vezes se sente fora do controle quando recebe a notícia de que precisa viver sem glúten é porque tem medo. Medo de fazer tudo errado. Medo de acreditar em informações incorretas. Medo de deixar para trás os seus hábitos e as suas comidas prediletas. Medo de se sentir privado. Medo de ser diferente. Medo de experimentar novas comidas. Medo de um estilo de vida totalmente novo.

A única maneira de superar o medo é experimentando coisas novas. Seja criativo – explore novos alimentos – estimule suas papilas gustativas com todas as comidas sem glúten que puder imaginar. Reúna informações precisas. Esteja preparado para quando tiver que sair. Assumir o controle da dieta – e dar aos seus filhos o controle da dieta deles – é fundamental para viver e amar o estilo de vida sem glúten.

Se descobrir que todas as suas comidas favoritas agora são proibidas, pense que aquelas antigas comidas reconfortantes talvez fossem *desconfortantes* porque, na verdade, o faziam se sentir mal por conterem glúten. Escolha novas comidas favoritas, mas tente evitar a armadilha de minar seus esforços para manter o peso, usando a comida como consolo.

Olhando para além das palavras compridas com sérias implicações

Muitas pessoas que embarcam no estilo de vida sem glúten ouvem alguns termos realmente assustadores por aí. Palavras como *doença, crônica, restrições, para o resto da vida, má absorção, danos intestinais* e *intolerância,* em geral, são os catalisadores para uma vida sem glúten.

Embora seja fácil se impressionar com as sérias implicações destas palavras, é importante conseguir enxergar além delas. Concentrar seus pensamentos no fato de que a sua saúde vai melhorar, que se sentirá melhor e que terá mais energia podem ajudá-lo a mudar a perspectiva para uma visão mais otimista.

Concentrando-se naquilo que você pode comer

Quando a única comida que pode comer é a sem glúten, toda opção do cardápio começa a parecer um croissant. Querer o que não se pode ter faz parte da essência da natureza humana. Diga a alguma pessoa que ela não pode atirar facas, e ela terá uma vontade súbita de atirar facas.

Acredite em mim, sei o quanto este estilo de vida pode apresentar privações. Afinal de contas, para o jantar, minha família fica presa a pratos principais como filé mignon, camarões ao alho e óleo, frango Marsala e atum grelhado. Os acompanhamentos deixam a desejar com pratos sem graça como quinua com limão, salada de feijão com feta e arroz com açafrão – e para sobremesa, tudo o que temos são coisas como flan, pudim de tapioca, chocolate (qualquer um), sorvete e creme brûlée. Claro, é muita privação.

Se você sentir que está sendo privado de algo, por favor, não deixe que o meu sarcasmo o ofenda. É perfeitamente normal achar que as suas opções são limitadas (elas são limitadas, mas não *limitantes*) e ficar morrendo de vontade de comer um pãozinho recém-saído do forno. Também, é normal olhar para um cardápio e achar que a única coisa que você consegue pedir é uma porção de frutas – ou olhar para a sua despensa e ver apenas biscoito de água e sal.

Gosto de usar os vegetarianos como exemplos de como melhorar a sua perspectiva. Eles não se lamentam sobre o fato de estarem perdendo costeletas de porco gordurosas ou um filé. É exatamente o contrário: eles sentem um grande prazer com suas dietas, em geral, celebrando o seu estilo de vida sem carne.

Concentre-se naquilo que você pode comer, ao invés daquilo que não pode. A lista de coisas permitidas é muito mais extensa do que a lista de coisas proibidas, e se não acredita em mim, comece a escrever, meu caro. Faça uma lista de todas as coisas que você pode comer – e me avise quando terminar, está bem?

Uma das maneiras mais rápidas de fazer com que uma determinada comida vire o centro das atenções em sua vida é bani-la, porque faz parte da natureza humana querer o que não pode ter. Para muitas pessoas, colocar o glúten na lista de proibidos faz com que elas o queiram mais ainda. Portanto, caso sinta-se privado de algo, permita-se um presentinho! Não com glúten, é claro, mas com sua guloseima favorita sem glúten. Uma extravagância de vez em quando pode fazê-lo se lembrar de muitas coisas deliciosas e permitidas e ajudá-lo a tirar as coisas que não pode mais comer da sua cabeça.

Lutando contra a tentação de ficar chateado ou ofendido

Quando se trata de suas restrições alimentares, é muito provável que encontre pessoas que parecem não estarem preocupadas, interessadas, que não deem atenção e que até sejam grosseiras. De vez em quando, você vai ficar magoado e até se sentir isolado (que tal isso para dourar a pílula?). Outras vezes, talvez perceba que as pessoas se preocupam, mas se esquecem de fazer adaptações ou simplesmente não entendem e servem comidas que você não pode comer.

Tenha em mente que, ao embarcar neste novo estilo de vida, vai passar a respeitar mais a comida e terá uma consciência muito mais elevada do que significa ter restrições alimentares. Com certeza, prestará muito mais atenção nas restrições e sensibilidades de outras pessoas.

Enquanto isso, o resto do mundo desconhece as dificuldades do estilo de vida sem glúten e as pessoas podem ser "grosseiras" o suficiente a ponto de sugerirem que você se junte a eles para jantar – na sua (antiga) pizzaria favorita.

Não fique chateado ou ofendido. As pessoas estão ocupadas e tão focadas em suas próprias vidas corridas que não conseguem se lembrar de se adaptar à sua vida. Na maioria das vezes, elas não estão sendo rudes ou desatenciosas (OK, algumas vezes, sim); elas apenas não perceberam. Fique feliz pelo fato delas o terem convidado para jantar, e leve algo que possa comer, peça uma salada ou sugira um restaurante diferente. Guarde a energia negativa para algo que realmente valha à pena – como o garoto do vizinho que gosta de praticar bateria à meia-noite.

Fingindo otimismo

Eu não sou fã de pessoas falsas. Elas tentam agir de modo diferente do que realmente são, o que é mais comum como uma tentativa para impressionar outras pessoas, e isto é um tanto quanto desagradável, para não dizer outra coisa.

Fingir otimismo é algo completamente diferente. É quando fingimos para nós mesmos que nos sentimos bem em relação a alguma coisa sobre a qual sabemos, na verdade, que não é nada disso. Agindo assim, você começará a se sentir melhor de verdade. É uma capacidade muito bacana que o nosso cérebro tem!

Fingir otimismo é mais fácil para algumas pessoas do que para outras porque cada um se enquadra numa parte diferente do Espectro do Otimismo, para começo de conversa. Existem aqueles que pensam, "nossa, estes são os pernilongos mais incríveis e lindos que eu já vi no planeta", e os do tipo "não acho este tipo de otimismo alegre e confiante, é deprimente". Em que ponto você se encaixa não tem muita importância; você também pode fingir otimismo e fazer com que isto afete a sua perspectiva geral de forma positiva.

Disseminando atitudes – elas são contagiosas

As atitudes se espalham como germes em uma escola pré-primária e como eles, você não consegue vê-las, no entanto, se pegar um tipo ruim, elas podem fazê-lo se sentir muito mal.

Algumas vezes, os seres humanos são como os germes, espalhando atitudes mesquinhas de forma silenciosa entre vítimas desavisadas. Se está infeliz por ter que adotar um estilo de vida sem glúten e não conseguiu encontrar nenhuma dica neste capítulo que possa ajudá-lo a acabar com parte da ansiedade, pelo menos não saia por aí espalhando a sua tristeza. Muitas pessoas, se não a maioria, não estão tão familiarizadas com o glúten, o estilo de vida sem glúten ou as condições médicas que se beneficiam dele. É provável que você seja a primeira pessoa a ensiná-las.

Se está se sentindo propenso a lamentar sobre as comidas que sente falta ou expressar sentimentos de privação e desespero, as pessoas se sentirão tristes ou lamentarão a sua "infelicidade". Você realmente quer que elas sintam pena de você? Ao invés disso, procure retratar o estilo de vida sem glúten como sendo ótimo, um evento positivo em sua vida e uma maneira saudável para se viver, para que outras pessoas possam se sentir da mesma forma.

Você pode se lamentar por causa da comida que não pode mais comer ou celebrar sua saúde e força recuperadas.

Redefinindo Quem Você É

Se você recebeu o diagnóstico de sensibilidade ao glúten ou doença celíaca, poderá se sentir diferente. Na verdade, você é diferente das outras pessoas – e não há problema algum nisso. Todos nós somos diferentes uns dos outros. Alguns têm interesse por esportes, outros aptidão para números. Nós logo reconhecemos e aceitamos que somos diferentes nestes tipos de coisas, porém às vezes não gostamos de ser diferentes em relação a alimentação. Sua dieta é diferente mas, no quadro geral, suas restrições não são diferentes das dos veganos ou das pessoas com alergia a amendoim, que possuem outras restrições alimentares.

Sim, você é diferente de outras pessoas – entretanto não é diferente de quem era antes de ser diagnosticado. Seu estilo de vida é diferente, você não.

Às vezes, as pessoas deixam que suas condições definam quem são. Tente não fazer isso. Ter esta condição é desapontador? Talvez sim – talvez não (espero que depois de terminar este livro você não pense mais assim). Mas tudo bem, talvez você esteja para baixo por causa disso, e não há problema algum.

O que você não deve fazer é se tornar uma vítima, um mártir ou uma pessoa doente. De fato, você está no caminho para se recuperar e ter uma excelente saúde. Muitas pessoas têm algum tipo de adversidade em suas vidas, e elas lidam com isso – você também é capaz.

Caso esteja tendo problemas em lidar com o estilo de vida sem glúten do ponto de vista emocional ou psicológico, dê um passo para trás e olhe para o quadro geral. Em primeiro lugar, por que está abrindo mão do glúten? Uma resposta provável é porque cada pedacinho de glúten que você come compromete a sua saúde.

Force a se lembrar que a dieta sem glúten é o segredo para melhorar a sua saúde e concentre-se na maravilha que está fazendo ao seu organismo ao viver desta forma. Aqui estão algumas outras dicas que podem ajudá-lo a combater a tristeza:

- **Faça sua própria cabeça.** Mude sua perspectiva em relação ao motivo pelo qual você come o que come e como come. Lembre-se de que deve comer para viver, e não o contrário.
- **Pense de forma mais ampla.** É fácil acabar na mesma rotina de alimentação, comendo as mesmas refeições básicas dia após dia, semana após semana. Explore novos alimentos, descubra novos favoritos e seja criativo para encontrar novas maneiras de estimular o paladar.
- **Lembre-se que a dieta fica mais fácil com o tempo.** Se o estilo de vida sem glúten parece ser difícil do ponto de vista emocional ou prático, note que ele fica mais fácil com o passar do tempo. Você o aceitará e se adaptará, e espero que aprenda a amá-lo.
- **Procure ajuda.** Não importa se a ajuda vem de membros da família, grupos de apoio, amigos ou terapeutas; às vezes, outras pessoas podem ajudar a fazer com que a transição seja mais fácil.
- **Evite pessoas e influências negativas.** Em suma, acabe com as coisas negativas em sua vida. Se a vida sem glúten for uma dificuldade para você, a última coisa de que precisa é de um parente maldoso a sabotar os seus esforços.
- **Renove o compromisso consigo mesmo.** Algumas vezes, é necessário renovar seu compromisso consigo mesmo lembrando-se do motivo pelo qual está fazendo isso.

Resistindo à Tentação de Burlar a Dieta

Pessoas burlam dietas.

Mas você não pode burlar esta, em especial se tiver doença celíaca. Não, nem mesmo um pouquinho. "Tudo com moderação" e "um pouquinho só não fará mal" não se aplicam caso você tenha sensibilidade ao glúten ou doença celíaca.

Resistir à tentação de burlar a dieta começa com entender o porquê de querer burlar.

Percebendo por que você quer burlar a dieta

Caso esteja gastando muito tempo (ou dinheiro com livros sobre dieta) na tentativa de descobrir por que você quer burlar a dieta, estará desperdiçando dinheiro. Pode haver diversos fatores, mas tudo converge para um único motivo, até onde vejo: você *quer* fazer isso. Você *quer* aquela bolacha, o macarrão ou o pão. Afinal de contas, se não os desejasse, eles não seriam tentações.

Há muitos motivos para se querer comer as comidas proibidas e glutenosas, e se você espera resistir à tentação, é importante descobrir o que move o seu desejo. Aqui estão os gatilhos mais comuns para a tentação de burlar a dieta sem glúten:

- **É bom demais para resistir.** Eu sei que isto não é profundo, nem garante minha presença em um programa de entrevista sobre psicologia, entretanto, a maioria das pessoas que se permite comer algo que não faz parte de suas dietas o faz porque a comida é gostosa demais para recusar.
- **Só esse.** Não é uma boa estratégia. Existe uma abismo escorregadio entre "só este aqui" e uma dieta há muito esquecida.
- **Você quer se sentir adequado.** Se todas as outras pessoas pularem de um penhasco, você pularia, também (praticantes de *bungee jump* não têm permissão para responder a esta pergunta)? Falando sério, as outras pessoas com certeza não prestam muita atenção ao que você come, de qualquer maneira. Eventos sociais têm a ver com companhia, conversas e o ambiente. Sim, também tem a ver com comida, porém as pessoas não prestam atenção ao que *você* come.
- **É uma comida reconfortante.** Em momentos difíceis as pessoas, às vezes, procuram por determinadas comidas. Se uma comida com glúten é a sua comida reconfortante, um momento de fraqueza poderá mandá-lo diretamente para aquilo que você acha que o fará se sentir melhor – mesmo sabendo que não fará.

- **É uma ocasião especial.** Tente de novo. Esta desculpa pode funcionar com outras dietas, mas não com esta. Comer glúten, mesmo que seja só um pouquinho, pode transformar a sua ocasião social em um pesadelo terrível. Não vale à pena comprometer a sua saúde por causa de um evento ou celebração, e além do mais, as ocasiões especiais têm a ver com a *ocasião*, e não com a comida.
- **Você está entediado com a dieta.** Se tudo o que come é bolinhos de arroz e aipo, eu não o culpo. Dê uma animada, seja criativo e experimente coisas novas. Use este livro como guia para descobrir exatamente o que você *pode* comer, e depois desafie-se a experimentar algo novo. Caso precise de um pouco de inspiração, veja o Capítulo 9, que oferece ideias para ser criativo na cozinha, e aprenda a preparar qualquer coisa sem glúten.
- **Um pouquinho não vai fazer mal.** Sim, vai. Se planeja usar isto como desculpa, você precisa ler os Capítulos 2 e 3.
- **A dieta é muito dura.** Ei, este é um livro *Para Leigos*, você se lembra? A proposta dele é fazer com que seja realmente fácil descobrir o que você pode e não pode comer, e como viver (e amar!) o estilo de vida. Em certos casos, não é fácil mudar a perspectiva, devo admitir. Porém, você *pode* fazer isso, e entre seus amigos, os familiares, os livros como este e os recursos úteis listados no Capítulo 5, terá um bocado de apoio.
- **Alguém está sabotando a sua dieta.** As pessoas fazem isso! Na verdade, é comum. Em geral, elas não estão cientes disto e o fazem por todos os tipos de motivos diferentes. Às vezes, porque ficam com inveja por você estar mais saudável do que elas. Às vezes, porque não "acreditam" que você precisa fazer a dieta (veja o tópico chamado "Quando outras pessoas estão em negação", anteriormente neste capítulo). Outras vezes, as pessoas simplesmente não querem seguir as regras de limpeza da cozinha e não querem se esforçar para preparar comidas sem glúten. Não se renda aos esforços de sabotagem. Ao invés disso, tente encontrar alguém que apoie o seu estilo de vida sem glúten e peça ajuda. As pessoas *adoram* ajudar, e ficam muitíssimo satisfeitas ao oferecerem um ombro, ouvido ou uma mão.

- **Eu já fiz tanta coisa errada que agora não tem mais importância.** Não é verdade. Hoje pode ser o primeiro dia do resto da sua vida sem glúten.

Embora estes sejam fatores poderosos que podem atraí-lo em direção ao glúten, vencer a tentação é importante. O segredo para dizer não é saber as consequências.

LEMBRE-SE

Você escolhe burlar – ou não – a dieta porque tem controle total sobre o que coloca em sua boca. Ao burlar a dieta sem glúten, está mentindo para si mesmo e se privando de uma saúde melhor.

Avaliando as consequências

Uma das partes difíceis de olhar para as consequências de suas ações é que se elas não forem imediatas e drásticas, é fácil pensar que elas não são importantes. Os praticantes de dieta que desejam perder peso, em geral, não percebem nenhuma consequência de uma escapada ou duas porque elas não veem os centímetros extras voltarem para suas coxas ao comerem uma tigela de sorvete – e a propósito, elas podem até não ganhar alguns quilos porque para elas, uma extravagância com muitas calorias de vez em quando não representa um problema.

Se você tem sensibilidade ao glúten ou doença celíaca, porém, as consequências podem ter vários efeitos adversos à saúde, e se burla a dieta de forma crônica, estes efeitos podem ser cumulativos. Na verdade, você pode estar contribuindo para o desenvolvimento de condições como osteoporose, lúpus, problemas de tireoide e muitas outras condições que, aposto, não valem a pena por causa de um pãozinho. Para alguns lembretes amigáveis sobre o nível de danos que você pode causar ao burlar a dieta, veja os Capítulos 2 e 3.

Vencendo a tentação

Depois de perceber o motivo de querer burlar a dieta e depois de se lembrar das consequências, você terá de acabar com o assunto apenas dizendo não. Aqui estão algumas coisas que você pode fazer para facilitar as coisas:

- **Permitir-se comer sua guloseima favorita sem glúten.**
- **Recompense a si mesmo quando conseguir resistir.**
- **Simplifique o que for necessário.** Se a dieta parece complicada, talvez esteja tentando fazer coisas demais, portanto, retorne ao básico.
- **Faça do seu estilo de vida uma prioridade.** Isto é sobre você, sua saúde eseu futuro. Se acha que este estilo de vida é muito difícil por causa dos seus compromissos profissionais, pense em mudar sua agenda.